图解扁鹊心书

◎ 编著

中医古籍出版社
Publishing House of Ancient Chinese Medical Books

图书在版编目（CIP）数据

图解扁鹊心书 / 杨健编著. -- 北京：中医古籍出版社，2022.6
　　ISBN 978-7-5152-2461-9

Ⅰ.①图… Ⅱ.①杨… Ⅲ.①中医学－中国－南宋②《扁鹊心书》－图解 Ⅳ.①R2-64

中国版本图书馆CIP数据核字(2022)第025914号

图解扁鹊心书

杨　健　编　著

策划编辑：	李　淳
责任编辑：	李　炎
封面设计：	王青宜
出版发行：	中医古籍出版社
社　　址：	北京市东城区东直门内南小街16号（100700）
电　　话：	010-64089446（总编室）010-64002949（发行部）
网　　址：	www.zhongyiguji.com.cn
印　　刷：	水印书香（唐山）印刷有限公司
开　　本：	710mm×1000mm　1/16
印　　张：	13
字　　数：	187千字
版　　次：	2022年6月第1版　2022年6月第1次印刷
书　　号：	ISBN 978-7-5152-2461-9
定　　价：	68.00元

前言

　　《扁鹊心书》托名扁鹊所传，系宋代窦材辑于1146年，其后清代胡珏参论，王琦刊刻行世。全书分上、中、下三卷，另有《神方》一卷。上卷论经络、灸法，中卷分述伤寒诸症、杂病和灸穴，下卷载内科杂病，《神方》一卷列方药主治及用法，共载病117种，列94方。窦氏临证多灸药并用，且较多地使用了灸法，即使危重病也常用之，窦氏用灸适应证广泛，内外妇儿皆有涉及，可谓是一部灸法专书，对后世有很大的影响。

　　作为学习灸法的一本好书，《扁鹊心书》备受历代医家推崇，至今仍有不可替代的理论意义和临床价值。但是由于书中古词、术语较多，对于现代读者，特别是初学中医的人来说，有些内容是比较难以理解的。为此，本书取其精华，望能帮助读者以最有效率的方式，轻松地学习《扁鹊心书》的精华内容。

　　本书由"原文""注释"两部分构成。"原文"以湖南图书馆馆藏的清乾隆三十年（1765年）刻本为底本，浙江图书馆馆藏的清乾隆三十二年宝笏楼刻本《医林指月》丛刊（简称"宝笏楼刻本"）为主校本，并参以其他相关文献勘校注释编写而成。在"注释"时，参考各家，力求浅显、易懂、精要；文字注释以原文为基点，难字注音；"译文"在段落、句型、标点诸方面尽量与原文相一致。为了使广大读者更好地理解这部医学经典，我们结合生命科学、养生理论和中国传统文化，对其中或隐或现的医学思想采用图解的形式进行了全面而系统的诠释。

鉴于我们水平有限，疏漏、谬误、欠妥之处在所难免，恳请读者提出宝贵意见，以便再版时修正。

编 者

目录

卷 上

当明经络 2	禁戒寒凉 16
须识扶阳 5	要知缓急 17
住世之法 7	五等虚实 19
大病宜灸 8	五等虚实 23
三世扁鹊 10	扁鹊灸法 26
时医三错 12	附：窦材灸法 30
忌用转下 13	

卷 中

伤寒 40	劳复 49
伤寒四经见证 42	汗后大便下赤水或脓血 50
太阳见证 43	汗后发噫 51
阳明见证 44	肺伤寒 52
太阴见证 44	疽疮 53
少阴见证 44	喉痹 55
伤风伤寒 45	虚劳 57
挟食冷物 46	中风 60
中湿 46	疠风 62
阴毒 47	风狂 64
老人伤寒 48	口眼㖞斜 65
阴阳换气 48	破伤风 66
伤寒谵语 49	洗头风 67
伤寒衄血 49	牙槽风 68

水肿 68
臌胀 70
暴注 71
休息痢 72
内伤 74
霍乱 74
暑月伤食泄泻 75
痢疾 76
伤脾发潮热 77
呕吐反胃 77
痞闷 78
中暑 79
暑月脾燥病 80
两胁连心痛 81
消渴 82
着恼病 84
头晕 85
厥证 86
气脱 89
死脉见 89
腰痛 90

中风人气虚中满 91
老人两胁痛 91
疝气 92
吞酸 93
脾疟 93
胃疟 95
邪祟 96
怔忡 98
心痛 98
痹病 99
神疑病 100
下注病 102
脚气 103
足痿病 104
黄疸 106
黑疸 106
便闭 107
溺血 108
淋证 109
肠癖下血 110

卷下

阴茎出脓 112
肠痛 112
肠痔 113
膏肓病 114
噎病 115
咳嗽 115
咳嗄病 116
失血 116
肾厥 117
脾劳 119

肾劳 119
头痛 120
眼病 121
梦泄 121
奔豚 122
肺膈痛 123
骨缩病 125
手颤病 125
老人便滑 126
老人口干气喘 126

耳聋	127	惊风	136
气瘿	127	斑疹（即痘子）	137
三虫	128	小儿午后潮热	138
蛊毒	129	吐泻	138
痫证	130	面目浮肿	138
瘰疬	130	咳嗽	139
妇人	131	溏泻	139
子嗣	132	腹胀	139
血崩	132	痢疾	140
带下	133	水泻	140
乳痈	133	胎寒腹痛	141
胎逆病	134	下血	141
午后潮热	134	牙疳	141
脐中及下部出脓水	134	蝼蛄疖	142
妇人卒厥	135	秃疮	143
产后虚劳	135	水沫疮	143
小儿	135	附：周身各穴	143

良 方

金液丹	146	钟乳粉	153
作蒸饼法	147	荜澄茄散	154
保命延寿丹	147	半硫丸	154
大丹	147	渗湿汤	155
中丹	148	生姜半夏汤	156
三黄丹	149	附子半夏汤	156
四神丹	149	平胃汤	156
五福丹	149	太白丹	157
紫金丹	150	鹿茸丸	157
全真丹	150	黄药子散	158
来复丹	151	八风汤	158
草神丹	151	八风丹	158
姜附丹	152	换骨丹	159
霹雳汤	152	三五七散	160
救生汤	153	蜜犀丸	160

白龙丸	161
华盖散	162
祛风散	162
当归柴胡汤	163
大通散	163
知母黄芩汤	164
当归芍药汤	164
四顺散	165
知母散	165
术附汤	166
截疟丹	166
良姜理中汤	167
建中汤	167
二圣散	168
八仙丸	168
厚肠丸	168
阿胶丸	169
桃花丸	169
如圣饼	170
珍珠散	170
少阳丹	171
中和汤	171
还睛丹	172
密蒙花散	173
拨云散	174
洗肝散	174
补肝丸	175
文蛤散	175
一醉膏	176
睡圣散	176
薄荷散	177
碧云汤	177
丁香丸	178
润肠散	178
菟丝子丸	179
石膏丸	179
宣风丸	180
五膈散	180
撮气散	181
麦煎散	182
剪红丸	182
分气丸	183
镇心汤	183
远志丸	183
定痛丸	184
阿胶散	184
定风散	185
安虫散	185
槟榔丸	186
换骨散	186
胡麻散	187
消瘿散	187
补宫丸	188
胶艾汤	189
地血散	190
大青膏	190
碧霞散	191
万灵膏	191
育婴丹	191
抑青饼	193
朱砂丸	193
醒脾丸	194
夺命丹	194
脱衣散	195
百花散	195
神治诸般风气灵膏	196
汗斑神效方	196
附：金线重楼治证	197
附：服金液丹各证引药	197

卷上

当明经络

谚云："学医不知经络①，开口动手便错。"盖经络不明，无以识病证之根源，究阴阳之传变。如伤寒三阴三阳，皆有部署，百病十二经脉可定死生。既讲明其经络，然后用药径达其处，方能奏效。昔人望而知病者，不过熟其经络故也。俗传遇长桑居，授以怀中药，饮以上池之水，能洞见脏腑，此虚言耳。今人不明经络，止读药性病机，故无能别病所在。漫将药试，偶对稍愈，便尔居功，况亦未必全愈；若一不对，反生他病，此皆不知经络故也。近世时医失口，言经络部位乃外科治毒要法，方脉何藉于此。嗟嗟！经络不明，何以知阴阳之交接，脏腑之递更，疾病情因从何审察。夫经络为识病之要道，尚不肯讲求，焉望其宗主《内经》②，研究《伤寒》③，识血气之生始，知荣卫④之循行。阴阳根中根外之理不明，神机或出或入之道不识，师徒授受唯一《明医指掌》⑤《药性歌括》⑥，仍为熟此尽可通行，用药误人全然不辨。或遇明医，枝梧扯拽，更将时事俗情乱其理谈，常恐露出马脚，唯一周旋承奉。彼明理人焉肯作恶，只得挽回教言，以盖其误。如此时医，诚为可耻。

注释

①经络：是经和络的总称。经，又称经脉，有路径之意。经脉贯通上下，沟通内外，是经络系统中纵行的主干。络，又称络脉，有网络之意。络脉是经脉别出的分支，较经脉细小。

②《内经》：即《黄帝内经》。是中国最早的医学典籍，分《素问》《灵枢》两部分，奠定了人体生理、病理、诊断以及治疗的认识基础，被称为医之始祖。

③《伤寒》：即《伤寒论》。为东汉张仲景所著汉医经典著作，是一部阐述外感病治疗规律的专著，

张仲景

全书12卷,现今遗存10卷22篇。

④荣卫:营气和卫气的合称。两气同出一源,皆水谷精气所化生。营行脉中,具有营养周身作用;卫行脉外,具有捍卫躯体的功能。

⑤《明医指掌》:是一部综合性的医书。共十卷。明·皇甫中撰注,王肯堂订补,邵从皋参校。

⑥《药性歌括》:是明代医家龚廷贤所著。常用药物400味,每味药物编为四言歌诀,便于初学者诵读。

经络系统的组成

十二经脉在四肢的分布规律

| 三阴三阳经脉的走向 | 人体中的经脉可以分为三阴三阳，即手三阴经、足三阴经、手三阳经和足三阳经。如图所示，手三阴经自胸走手，手三阳经自手走头。足三阳经自头走足，足三阴经自足走腹（胸）。|

手三阴三阳经 左肢立体图

足三阴三阳经 左肢立体图

须识扶阳

道家以消尽阴翳，炼就纯阳，方得转凡成圣，霞举飞升①。故云："阳精若壮千年寿，阴气如强必毙伤。"又云："阴气未消终是死，阳精若在必长生。"故为医者，要知保扶阳气为本。人至晚年阳气衰，故手足不暖，下元虚惫②，动作艰难。盖人有一息气在则不死，气者阳所生也，故阳气尽必死。人于无病时，常灸关元、气海、命关③、中脘，更服保元丹、保命延寿丹，虽未得长生，亦可保百余年寿矣。今人只是爱趋死路，动云：我有火病，难服热药。所延之医，悉皆趋承附和，不言上焦④有火，即云中、下积热，及至萎顿，亦不知变迁。或遇明眼之医，略启扶阳之论，不觉彼此摇头，左右顾盼，不待书方，而已有不服之意矣。生今之世，思欲展抱负，施姜附尚且难入，而丹药、灼艾之说，断乎其不可行也。

关元

● 精准定位
在下腹部，脐中下3寸，前正中线上。

● 简便取穴
在下腹部，正中线上，肚脐中央向下4横指处即是。

气海

● 精准定位
在下腹部，脐中下1.5寸，前正中线上。

● 简便取穴
在下腹部，正中线上，肚脐中央向下2横指处即是。

命关

● 精准定位
在胸部,第5肋间隙,前正中线旁开6寸。

● 简便取穴
仰卧位,乳头旁开3横指,第5肋间隙处取穴。

中脘

● 精准定位
在上腹部,脐中上4寸,前正中线上。

● 简便取穴
在上腹部,剑胸联合与脐中连线的中点。

注释

①霞举飞升:指修行得道者可由云霞托拥,飞升天界,也指腾云驾雾,出自《云仙杂记》卷八。

②下元虚惫:为中医病症名,又称命门火衰、肾阳衰微、肾阳虚衰、真元下虚,即肾阴和肾阳相互依存。临床上可见下元虚冷的证候,如精神萎靡、腰膝酸软、畏寒肢冷、阳痿、滑精、小便清长或黎明泄泻、水肿,动则气喘、癃闭或夜尿频数,脉沉弱等。

③命关:经外奇穴名。别名食窦。位于侧胸部,以中脘与乳头连线为一边,向外作一等边三角形,其外角是穴,左右计2穴。

④上焦:指脏腑三焦中的上部,从咽喉至胸膈部分。

住世之法

绍兴间刘武军中步卒王超者，本太原人，后入重湖①为盗，曾遇异人，授以黄白住世之法②，年至九十，精彩腴润。辛卯年间，岳阳民家，多受其害，能日淫十女不衰。后被擒，临刑，监官问曰：汝有异术，信③乎？曰：无也，唯火力耳。每夏秋之交，即灼关元千炷④，久久不畏寒暑，累日不饥。至今脐下一块，如火之暖。岂不闻土成砖，木成炭，千年不朽，皆火之力也。死后，刑官令剖其腹之暖处，得一块非肉非骨，凝然如石，即艾火之效耳。故《素问》云：年四十，阳气衰，而起居乏；五十体重，耳目不聪明矣；六十阳气大衰，阴痿⑤，九窍不利，上实下虚⑥，涕泣皆出矣。夫人之真元⑦乃一身之主宰，真气壮则人强，真气虚则人病，真气脱则人死。保命之法：灼艾第一，丹药第二，附子第三。人至三十，可三年一灸脐下三百壮；五十，可二年一灸脐下三百壮；六十，可一年一灸脐下三百壮，令人长生不老。余五十时，常灸关元五百壮，即服保命丹、延寿丹，渐至身体轻健，羡进饮食。六十三时，因忧怒，忽见死脉⑧于左手寸部，十九动而一止，乃灸关元、命门各五百壮。五十日后，死脉不复见矣。每年常如此灸，遂得老年康健。乃为歌曰：一年辛苦唯三百，灸取关元功力多，健体轻身无病患，彭篯⑨寿算更如何。先生三法实为保命之要诀，然上策人多畏惧而不肯行；中策古今痛扫，视为险途；若下策用之早而得其当，亦可十救其五。予遵行历年，不无有效、有否。效则人云偶中，否则谤谗⑩蜂起，此非姜附之过，乃予热肠之所招也。吾徒不可以此而退缩不前，视人之将死可救而莫之救也。

注释

①重(zhòng)湖：洞庭湖的别称，湖南洞庭湖南与青草湖相通，故称。

②黄白住世之法：黄白，炼丹化金银的法术；住世，谓身居现实世界，

此处之延年益寿之法。

③信：确实，真实。

④炷：量词，指一壮艾炷。

⑤阴痿：病症名，出《灵枢·经脉》，又称阳痿。

⑥上实下虚：由肝肾不足，阴虚于下，阳亢于上。出现腰膝酸软无力、遗精等下虚证的同时，兼见胁痛、头眩、头痛、目赤、烦躁易怒等肝阳上亢的证候。

⑦真元：中医学名词，又称"真阳""真火""元阳"。指生命的本源。

⑧死脉：是在疾病危重期出现的无胃、无神、无根的脉象。是病邪深重，元气衰竭，胃气已败的征象。

⑨彭篯（jiǎn）：即彭祖，以长寿著称。

⑩谗谤：同谗毁，指小人的污蔑诽谤，所传谣言诋毁某人。

大病宜灸

医之治病用灸，如煮菜需薪，今人不能治大病，良①由不知针艾故也。世有百余种大病，不用灸艾、丹药，如何救得性命，劫得病回？如伤寒、疽疮、劳瘵②、中风、肿胀、泄泻、久痢、喉痹、小儿急慢惊风、痘疹黑陷等证。若灸迟，真气已脱，虽灸亦无用矣；若能早灸，自然阳气不绝，性命坚牢。又世俗用灸，不过三五十壮，殊不知去小疾则愈，驻命根则难。故《铜人针灸图经》③云：凡大病宜灸脐下五百壮。补接真气，即此法也。若去风邪四肢小疾，不过三、五、七壮而已。仲景毁灸法云：火气虽微，内攻有力，焦骨伤筋，血难复也。余观亘古迄今，何尝有灸伤筋骨而死者！彼盖不知灸法之妙故尔。《灵枢》论虚而至陷下④，温补无功，借冰台⑤乃起陷下之阳耳。若仲景所言微数之脉，慎不可灸。脉而至于微矣，似有似无，则真阳已漓，又至于散矣，则真阴已竭，阴阳漓竭，灸亦无益。但有炎焰而无温存，宁不焦骨伤筋而血难复？非毁灸也。

　　孙思邈早年亦毁灸法，逮晚年方信，乃曰：火灸，大有奇功。昔曹操患头风，华佗针之，应手而愈，后佗死复发。若于针处灸五十壮，永不再发。或曰：人之皮肉最嫩，五百之壮，岂不焦枯皮肉乎？曰：否。已死之人，灸二三十壮，其肉便焦，无血荣养故也。若真气未脱之人，自然气血流行，荣卫环绕，虽灸千壮，何焦烂之有哉。故治病必先别其死生，若真气已脱，虽灸亦无用矣。唯是膏粱之人⑥，不能忍耐痛楚，当服睡圣散，即昏不知痛，其睡圣散余自用灸膝神效，放心服之，断不误人。以救己之心，推以救人。所谓见身说法⑦，其言诚真，其心诚切，其论诚千古不磨之论，无如天下之不信何。

①良：诚然，的确。

②劳瘵：即痨瘵。是由于痨虫侵袭肺叶而引起的一种具有传染性的慢性虚弱疾患，或称肺痨、尸注、转注、劳注、劳痊、虫痊以及急痨、劳瘵骨蒸等。以咳嗽、咯血、潮热盗汗及胸痛、身体逐渐消瘦为主要临床特征，现代医学称之为肺结核病。

③《铜人针灸图经》：全称《新铸铜人腧穴针灸图经》，针灸专著，3卷，附《腧穴都数》一卷。北宋王惟一撰。编成于1026年。

④陷下：脉搏低沉。

⑤冰台：艾草的别称。

⑥膏粱之人：指享受富贵的人。

⑦见身说法：见，同"现"，指以亲身经历和体验为例来说明某种道理。

各种灸具

针灸是我国古代治疗疾病最常用的方法，针灸是针法和灸法的合称。针法是把针具按一定穴位刺入患者体内，用捻、提等手法来治疗疾病。灸法是把燃烧着的艾绒按一定穴位熏灼皮肤，利用热的刺激来治疗疾病。图中所示为各种灸疗器具。

三世扁鹊

医门得岐黄①血脉者，扁鹊②一人而已。扁鹊黄帝时人，授黄帝《太乙神明论》，著《五色脉诊》《三世病源》，后淳于意、华佗所受者是也。第二扁鹊，战国时人。姓秦名越人，齐内都人，采《内经》之书，撰《八十一难》，慨正法得传者少，每以扁鹊自比，谓医之正派，我独得传，乃扁鹊再出也，故自号扁鹊。第三扁鹊，大宋窦材是也，余学《素问》《灵枢》，得黄帝心法，革古今医人大弊，保天下苍生性命，常以扁鹊自任，非敢妄拟古人，盖亦有所征焉。尝因路过衢州③野店，见一妇人遍身浮肿露地而坐。余曰：何不在门内坐？妇曰：昨日蒙土地告我，明日有扁鹊过此，可求治病，我故于此候之。余曰：汝若听我，我当救汝。妇曰：汝非医人，安能治病？余曰：我虽非医，然得扁鹊真传，有奇方，故神预告汝。遂与保命延寿丹十粒服之，夜间小便约去二升，五更觉饥。二次又服十五粒，点左命关穴，灸二百壮。五日后，大便下白脓五七块，半月全安。妇曰：真扁鹊再生也。予治数人患此症者，浮肿、喘急、卧难着席，浆粥俱不入矣，既无丹药亦不肯灸，只用重剂姜附十余帖，而形体复旧，饮食如常，可知人能信用温化，即不灸亦有生机。

想扁鹊独倚其才，旁游列国为同道刺死，华佗亦不传其法，为人谮④死，皆因秘而不发，招人之忌耳。余将心法尽传于世，凡我同心肯学正传，不妨亦以扁鹊自命可也。舜何人哉，予何人哉，有为者亦若是。

①岐黄：指岐伯和黄帝，相传为医家之祖，为《黄帝内经》的作者。
②扁鹊：生卒年不详，姬姓，秦氏，名越人，春秋战国时期名医，渤海郡郑（今雄县郑州镇）人。奠定了中医学诊断法的基础。
③衢（qú）州：地名，在今浙江省西部。
④谮（zèn）：指说别人的坏话，诬陷，中伤。《玉篇》："谮，谗也。"

扁鹊

时医三错

凡阴疽①及鬼邪着人②，或两眼内障，此三法皆出《内经》。其疮疽本于肾虚，为阴所着，寒邪滞经，根据附于骨，故烂人筋，害人性命。其法必大补肾气，壮阳消阴，土得阳气，自生肌肉，则元气③周流不侵骨髓矣。今则附入外科，庸医④不知，反用败毒凉药，致元气虚急而死者，多矣。亲见一妇人患伏兔阴疽，形扁色白，大如覆盂，延⑤一艮山门疡医，连用清火败毒药四剂，不待脓溃，一泻而死。

鬼邪着人者，皆由阴盛阳虚，鬼能根据附阴气，故易而成病，若阳光盛者焉敢近之。治法大补元气，加以育神，则鬼邪自然离体。病家不知，专求符箓⑥，此等外道决无灵验。或假手庸医，认为燥火，投以凉药，或清热化痰，致人枉死，良可悲哉。世俗于轻浅小疾皆事巫视，况鬼祟为殃，肯舍巫箓乎！加之医用寒凉，故而愈者不易。

眼生内障由于脾肾两虚，阳光不振耳。故光之短主于脾，视物不明主乎肾。法当温补脾肾，壮阳光以消阴翳，则目明矣。今则另立眼科以成一家之技，只用凉剂，冰损元阳，致脾肾虚衰而死，殊不知一切病证皆有《内经》正法。后人分立十三科妄名，是以识见小者，专习一科，成一偏之见，譬之大海中认一浮沤⑦，综理未贯，动即伤生，悲哉！予目睹京中来一太医院官陈某，自炫能开瞽目⑧，专以冷水冰伏，又以寒膏肉陷。其人本领，实而火重者见效亦捷；若本弱元亏者，无不阴受其害。斜桥一盐贩之妻服膏半盏，腹即疗⑨痛，其夫强之服尽，大吐而毙。其夫一时惶急，从楼窗跃出街心。哭叫：陈太医药杀我妇！百种辱骂累及祖先，闻者无不寒心。笔此以见寒凉误人，并信耳不信目之戒。

①阴疽：多由素体阳虚，营血不足，寒凝湿滞所致。表现为漫肿无头，

皮色不变，酸痛无热，口中不渴，舌淡苔白，脉沉细或迟细。

②鬼邪着人：旧时指精神异常、精神恍惚等类似鬼魂附体之类的病变。

③元气：又称"原气""真气"。元气是人体最根本、最重要的气，是人体生命活动的原动力。元气的生成来源是肾中所藏的先天之精，先天之精化生的元气生于命门，《难经·三十六难》说："命门者……原气之所系也。"

④庸医：医术低劣的医生。

⑤延：引进，请。

⑥符箓：是道教中的一种法术，亦称"符字""墨箓""丹书"。

⑦浮沤（fú ōu）：水面上的泡沫。因其易生易灭，常比喻变化无常的世事和短暂的生命。

⑧瞽（gǔ）目：瞎眼。

⑨疞（jiǎo）：同疝，腹中绞痛。

忌用转下

《内经》并无转下之说，止言发散，又止言辛甘发散为阳。辛温之药达表则自然汗散，攻里则自然开通。据先生之论谓辛甘发散为阳，故表邪解而里自和，非辛甘能攻里也，后人当活看。非若寒苦之药，动人脏腑，泄人元气也。夫巴豆、硝黄之类能直穿脏腑，非大积大聚，元气壮实者，不敢轻用。今之庸医不问虚实①，动辄便行转下，以泄六腑各气，转生他证。重则脾胃渐衰，不进饮食，肌肉消瘦而死。又俗云：春行夏补，至秋时须服通行药数剂，以泄夏月积热，此语甚讹。俗医惯将此数语印人耳目②。夫《内经》四时调养生长收藏之道，与春夏养阳、秋冬养阴之法，何等圆活③。而愚人执守一说，不肯精求《灵》《素》，良可慨也！

夫热在内，自然从五脏六腑及大小便中泄出。若以凉药泄热，吾恐热气未去一分，而元气已衰九分。尝观服转药一剂，则有五七日饮食脾胃不能复旧。况乎三焦暖热方能腐熟水谷，若一刻无火则肌肤冰冷，阳气脱尽而死矣。故《内经》止有沉寒痼冷④之论，未有积热纯阳之说。纵然积热为病，一服转下便可解救。若阴寒为病，则四肢逆冷，死在须臾。古人立法，若狂言妄语，逾垣⑤上屋诸大热证，亦要论其大便如何。数日不出者，有燥屎也，方下之，若大便如常，即不可下。狂言妄语，逾垣上屋，自是热证，然有一种面青脉急，或面黑脉微，手足厥冷者，又属阴证。此系无附之阳，必死之证，若治之早或有生者。

今人于并无以上热证，而亦概用寒凉转下，必欲尽去其热，吾不知将以何为生气。夫人身无热则阳气尽矣。此河间⑥、丹溪⑦遗讹⑧后世，业医者不可以不察此弊也。

注释

①虚实：八纲辨证中辨别邪正盛衰的两个纲领。邪气盛为实证，正气衰为虚证。

②印人耳目：反复告诉人。

③圆活：灵活变通。

④沉寒痼冷：寒邪久伏于里之阴证。多见于素体虚弱，或久病机能衰退的慢性病。

⑤逾垣（yú yuán）：翻越墙头。

⑥河间：即刘河间，金元时期的著名医学家。他十分强调"火热"之邪治病的重大危害，因此，后世称其学说为"火热论"；治疗上，他主张用清凉解毒的方剂，故后世也称他作"寒凉派"的创始人。

⑦丹溪：即朱丹溪，元代最著名的医学家。力倡"阳常有余，阴常不足"之说，创阴虚

刘河间

朱丹溪

相火病机学说,申明人体阴气、元精之重要,被后世称为"滋阴派"的创始人。

⑧讹(é):谣言。

身体的虚与实

体虚或体实的人,以下几方面的表现必然是一致的,如果有其中一项与其他任何一项不一致,必定是身体病态的反常表现。

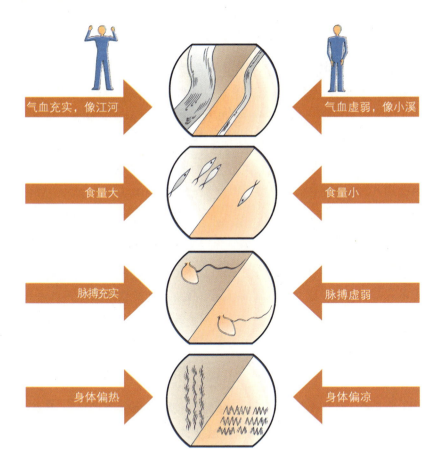

气血充实,像江河 / 气血虚弱,像小溪

食量大 / 食量小

脉搏充实 / 脉搏虚弱

身体偏热 / 身体偏凉

禁戒寒凉

夫四百八病，大约热者居多，寒者最少。无怪乎河间论火，丹溪之补阴也。但泥二子之书而不考究《内经》，堕于偏颇，害人特甚。盖热病属阳，阳邪易散易治，不死。冷病属阴，阴邪易伏，故令人不觉，久则变为虚寒，侵蚀脏腑而死。初起不觉之证，最能害人，往往轻忽之，而一变致死者不少。况人身之火多亦是当然，天之六气，火居其二。今之庸医执壮火食气之说，《内经》壮火食气之说，犹炎暑盛而人气之相火炽而真元伤，非凉药之治，亦非热药之谓，马元台①不察此理，妄为注释，遗祸后学不浅。溺于滋阴苦寒之剂，殊不知邪之中人，元气盛则能当之，乃以凉药冰脱，反泄元气，是助贼害主也。夫凉药不知害了多少人。若元气稍虚者，无不被凉药冰败而死，脾胃有伤，焉望其生。如人饮热汤及炙煿②之物，从龆③至耄④，断无损人之理。《内经》言膏粱⑤之变，止发痈疽⑥，况膏粱发疽者，百无一二。故知热之养人，时刻不可缺也。若以冷水饮人，不须三日，即为腹疼泄泻，脾虚胃败矣。故燧人⑦立法，食必用火，万代苍生得以活命。俗医大用凉剂，譬于饮人冷水，阴害黎民，良可慨也。不见当今医家，祸及子孙甚至灭门绝后，皆学术不精之报也。医者观此切须猛省，误用凉药之害真实不爽，予见近代时医专用温平者，或延一息，终见陵替⑧。专以寒凉攻伐，夭札⑨人命者，诚未见其有后也。

注释

①马元台：即明代医家马莳，字仲化，会稽（今浙江绍兴）人，著有《黄帝内经素问注证发微》《黄帝内经灵枢注证发微》二书。

②炙煿（bó）：指烘烤煎炒的食物。

③龆（tiáo）：儿童换牙。此处引申为儿童。

④髦（máo）：长发下垂的样子，此处引申为老人。

⑤膏粱：泛指肥美的食物。

⑥痈疽（yōng jū）：发生于体表、四肢、内脏的急性化脓性疾患，是一种毒疮。痈发于肌肉，红肿高大，多属于阳证，疽发于骨之上，平塌色暗，多属于阴证。痈疽证见局部肿胀、焮热、疼痛及成脓等。

⑦燧人：风姓，名允婼，被列为三皇之首，奉为"天皇"，尊称"燧皇"。燧人氏钻木取火，开创了中国火文明，被后世奉为"火祖"。

⑧陵替：衰败。

⑨夭札（yāo zhá）：遭疫病而早死。

要知缓急

夫病有浅深，治有缓急。体认①病情，而用药缓急合当，乃医家第一要着②。若急病而用缓药，是养杀人也。缓病而用急药，是逼杀人也。庸医遇病，不能必其何名，亦不能必其当用何药，概以温平试之。若缓病尚可，设遇大病则为误不小，故名养杀人。若缓病投以急药，是欲速其效，殊不知攻急则变生，所谓逼杀人也。二者之误，今世医家比比③。胆怯者蹈养亲之弊，心粗者逞逼亲之害。医本生人，乃为亲薮④，悲哉！

余观京师名医吕实者，亦熟此法，但不早用，惟先用温平药调治，及至危笃⑤，方议灼艾⑥丹附等事，多不效，乃曰：此天命也。殊不知救挽已迟，脏气败绝，虽灵丹妙药，无能为矣。余亲见彼治一伤寒第五日，昏睡谵语⑦，六脉洪大，以为胃中有热，以承气下之，四更即死矣。六脉之大，非洪也，乃阳气将脱，故见此耳。治以下药，更虚其阴，则阳无所附而死速矣。若先于脐下灸三百壮，固住脾肾之气；内服保元丹、敛阳丹⑧，饮姜附汤，过三日，自然汗出而愈。余治一伤寒，亦昏睡妄语，六脉弦大。余曰脉大而昏睡。定非实热，乃脉随气奔也，强为之治。先生真仁人也，强治之心，余颇有之，第⑨凡人不我信，且又碍于言讷⑩而不肯为，究非真行仁术之人，常以此自愧。用烈火灸关元穴，初灸病患觉痛，至七十壮遂昏睡不疼，灸至三鼓⑪，病患开眼，思饮食，令服姜附汤。至三日后，方得元气来复，大汗而解。今时姑息成风，灸法难行，余尝叹曰：人参虽救命之品，姜附尤有回阳之功，无奈世人不识，俗医痛扫，良可慨也。余思前证，少阴病也。发昏谵语，全似阳证，若时投以承气，岂得不死。故耳聋不呻吟，身生赤黑靥⑫，而十指冷至脚面，身重如山，口多痰唾，时发燥热者，皆少阴证也。仲景以耳聋系之少阳，谵语归之阳明，用柴胡承气辈误人不少。夫但知少阳脉循胁络耳，却不思耳窍属肾，以耳聋归少阳，此仲景所未到之处也。耳聋仲景作宗气⑬虚论，未尝归少阳。至于谵语，论中言神气虚者多，若阳明证中不过数条而已，先生故加贬驳，未免有意索瘢⑭。

① 体认：体会，认识。

② 要着：重要之事，首要之事。

③ 比比：谓到处都有或每每有之。

④ 薮（sǒu）：人或物聚集的地方，此处引申为渊源、本源。

⑤ 危笃：病势危急。

⑥灼艾：燃烧艾绒熏灸人体一定的穴位。

⑦谵语：指病中的神志不清、胡言乱语。

⑧敛阳丹：出自《世医得效方》，由钟乳石、川楝子、沉香、木香、炮附子、肉豆蔻、巴戟天组成。

⑨第：但。

⑩讷（nè）：语言迟钝，口齿笨拙。

⑪三鼓：三更。

⑫靥（yè）：旧指女子在面部点搽妆饰。

⑬宗气：积于胸中，是以肺从自然界吸入的清气和脾胃从饮食物中运化而生成的水谷精气为其主要组成部分，相互结合而成。

⑭索瘢：寻求瑕疵。

五等虚实

凡看病要审①元气虚实，实者不药自愈，虚者即当服药，灸关元穴以固性命。若以温平药，亦难取效，淹②延时日，渐成大病。温平之药，近世所尚，旁人称其稳当，医士习于两歧③，及至变成大病，惶急错投，误而又误。总由识见不真，遂尔因循贻害④。

虚病多般，大略分为五种，有平气、微虚、甚虚、将脱、已脱之别。平气者，邪气与元气相等，正可敌邪，只以温平药调理，缓缓而愈，如补中益气、小柴胡、八物汤是也。微虚者，邪气旺，正气不能敌之，须服辛温散邪之药，当补助元气，使邪气易伏，宜荜澄茄散、全真丹、来复丹、理中丸⑤、姜附汤之类是也。甚虚者，元气大衰则成大病，须用辛热之药，厚味之剂，大助元阳，不暇攻病也。《经》云：形不足者，温之以气，精不足者，补之以味，即官桂、附子、鹿茸、河车之类是也。

| 官桂 | 附子 | 鹿茸 | 河车 |

将脱者，元气将脱也，尚有丝毫元气未尽，唯六脉尚有些小胃气，命若悬丝，生死立待，此际非寻常药饵所能救，须灸气海、丹田⑥、关元各三百壮，固其脾肾。夫脾为五脏之母，肾为一身之根。故伤寒必诊太溪、冲阳，二脉者，即脾肾根本之脉也。此脉若存则人不死，故尚可灸，内服保元丹、独骸大丹、保命延寿丹，或可保其性命。单顾脾肾，乃先生学力大有根柢⑦之论。盖肾为先天之原，脾为后天之本，资生资始，莫不由兹，故病虽甚而二脉中有一脉未散，扶之尚可延生。若已脱则真气已离，脉无胃气，虽灸千壮，亦无用矣。此五种证当于平时细心探讨，自然随机应变不致差讹。近世之医多尚寒凉，专行克伐，致使平气变虚，虚证变脱，及至三焦失运，神气改常，出入道乖⑧，升降机息，而犹执邪气未尽，火热未除之说，朝凉暮削，不死不休，良可悲痛！

注释

①审：详究、考察。

②淹（yān）：滞、久留。

③岐：通"歧"。

④贻害：留下祸害。

⑤理中丸：出自《伤寒论》，由人参、白术、干姜、炙甘草组成。

⑥丹田：为针灸穴位名。

⑦根柢（dǐ）：比喻事物的根基。

⑧乖：不顺，不协调统一。

理中丸

人参 + 白术 + 干姜 + 炙甘草

虚证和实证的形成

风雨之邪

寒湿之邪

阴经气血充盛会灌注到阳经中。

风雨之邪侵入人体后与血气混合，充斥于肌血之间，致脉象紧大，为实证。

寒湿之邪侵袭人体，致皮肤收敛，肌肉僵硬，营血受寒凝滞，卫气受损消散，形成虚证。

恐惧太甚导致气机下陷；若悲哀太过，正气耗散，造成血脉空虚，若再食用寒凉的食物，就会损伤阳气，致使血脉运行凝涩，正气耗损消散，就会形成虚证。

喜怒无常，导致阴气上逆，致使下部阴气空虚，阳气乘虚而入，形成实证。

体内阳经气血充盛会灌注于阴经。

丹田

丹田为人体的部位名，分上丹田、中丹田和下丹田。我们常说的"意守丹田"中的"丹田"指的是下丹田。以下各说，仅供参考。

任脉 ↑↓

督脉 ↓↑

上丹田
上丹田在头顶百会穴，有说在两眉间印堂穴。

中丹田
中丹田在胸部膻中穴，有说巨阙穴。

下丹田
下丹田在脐下小腹部，包括关元、气海、神阙等穴位。

有说在脐上神阙，又称祖窍，有说为足掌心之涌泉穴，其说不一。

仙骨

五等虚实

男妇虚劳①，灸脐下三百壮。

男妇水肿②，灸脐下五百壮。

阴疽骨蚀③，灸脐下三百壮。

久患脾疟④，灸命关五百壮。

肺伤寒⑤，灸脐下三百壮。

气厥⑥、尸厥⑦，灸中脘五百壮。

缠喉风⑧，灸脐下三百壮。

黄黑疸，灸命关二百壮。

急慢惊风⑨，灸中脘四百壮。

老人二便不禁，灸脐下三百壮，老人气喘，灸脐下三百壮。

久患脚气、灸涌泉穴五十壮。

产后血晕⑩，灸中脘五十壮。

暑月腹痛，灸脐下三十壮。

鬼邪着人，灸巨阙五十壮、脐下三百壮。

妇人脐下或下部出脓水，灸脐下三百壮。

妇人无故风搐发昏，灸中脘五十壮。

久患伛偻⑪不伸，灸脐俞一百壮。

鬼魇⑫着人昏闷，灸前顶穴五十壮。

妇人半产⑬，久则成虚劳水肿，急灸脐下三百壮。

死脉及恶脉见，急灸脐下五百壮。

妇人产后腹胀水肿，灸命关百壮、脐下三百壮。

肾虚面黑色，灸脐下五百壮。

呕吐不食，灸中脘五十壮。

妇人产后热不退，恐渐成痨瘵，急灸脐下三百壮。

中脘

- 精准定位
在上腹部,脐中上4寸,前正中线上。

- 简便取穴
在上腹部,剑胸联合与脐中连线的中点。

涌泉

- 精准定位
在足底,屈足卷趾时足心最凹陷中;约当足底第2、3趾蹼缘与足跟连线的前1/3与后2/3交点凹陷中。

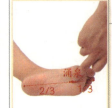

- 简便取穴
屈足卷趾,足底前1/3处可见有一凹陷处,按压有酸胀感处即是。

巨阙

- 精准定位
在上腹部,脐中上6寸,前正中线上。

- 简便取穴
在上腹部,正中线上,肚脐中央向上8横指处即是。

前顶

● 精准定位
在头部,前发际正中直上3.5寸。

● 简便取穴
正坐,由百会穴向前2横指处即是。

论述四时五脏平、病、死脉

五脏	四时	平脉	病脉	死脉	兼病与发病
肝	春	春胃微弦(弦)	弦多胃少	但弦无胃	毛甚－今病 胃而有毛－秋病
心	夏	夏胃微钩(洪)	钩多胃少	但钩无胃	石甚－今病 胃而有石－冬病
脾	长夏	长夏胃微软弱(缓)	弱多胃少	但代无胃	弱甚－今病 软弱有石－冬病
肺	秋	秋胃微毛(浮)	毛多胃少	但毛无胃	弦甚－今病 毛而有弦－春病
肾	冬	冬胃微石(沉)	石多胃少	但石无胃	钩甚－今病 石而有病－夏病

注释

①虚劳:又称虚损,是由于禀赋薄弱、后天失养及外感内伤等多种原因引起的,以脏腑功能衰退,气血阴阳亏损,日久不复为主要病机,以五脏虚证为主要临床表现的多种慢性虚弱症候的总称。

②水肿:指因感受外邪,饮食失调,或劳倦过度等,使肺失宣降通调,脾失健运,肾失开合,膀胱气化失常,导致体内水液潴留,泛滥肌肤,以头面、眼睑、四肢、腹背,甚至全身浮肿为临床特征的一类病证。

③骨蚀:指由于痈疽内陷而侵袭于骨的病症

④脾疟:五脏疟之一,是指疟原虫对脾部的损害。

⑤肺伤寒：指肺受寒邪所引起的病症。

⑥气厥：厥证之一，指中气衰竭，或气机怫郁上逆而厥者。

⑦尸厥：突然昏倒不省人事，状如昏死，患者呼吸微弱，脉象极细，或毫不应指，故乍看似死，须认真诊察和及时抢救。

⑧缠喉风：指以吸气性呼吸困难为主要特征的急性咽喉疾病。临床上常可出现咽喉红肿疼痛、痰涎壅盛、语言难出、声如拽锯、汤水难下等症状，严重者可发生窒息死亡。

⑨惊风：又称"惊厥"，俗名"抽风"，是小儿时期常见的一种急重病证，以临床出现抽搐、昏迷为主要特征。

⑩产后血晕：产妇分娩后突然头晕眼花，不能起坐，或心胸满闷，恶心呕吐，或痰涌气急，甚则神昏口噤，不省人事，是产后危急重症之一，若救治不及时，往往危及产妇生命，或因气血虚衰而变生他疾。

⑪伛偻（yǔ lǚ）：脊背弯曲之病，即驼背。

⑫鬼魇（yǎn）：迷信者称人在梦中惊叫，或觉得有重物压身不能动弹。

⑬妇人半产：亦称小产、小月。指妊娠12～28周内，胎儿已成形而自然殒堕为主要表现的疾病。

扁鹊灸法

命关二穴在胁下宛①中，举臂取之，对中脘向乳三角取之。

此穴属脾，又名食窦穴，能接脾脏真气，治三十六种脾病。凡诸病困重，尚有一毫真气，灸此穴二三百壮，能保固不死。一切大病属脾者并皆治之。盖脾为五脏之母，后天之本，属土，生长万物者也。若脾气在，虽病甚不至死，此法试之极验。

肾俞二穴在十四椎②两旁各开一寸五分。凡一切大病于此灸二三百壮。

盖肾为一身之根蒂，先天之真源，本牢则不死，又治中风失音，手足不遂，大风③癫疾。

三里二穴在膝眼④下三寸⑤，骺⑥骨外筋内宛中，举足取之。治两目眒眒⑦不能视远，及腰膝沉重，行步乏力，此证须灸中脘、脐下，待灸疮发过方灸此穴，以出热气自愈。

承山二穴，在腿肚下，挺脚指取之。治脚气重，行步少力。

涌泉二穴，在足心宛宛中。治远年脚气肿痛，或脚心连胫骨痛，或下粗腿肿，沉重少力，可灸此穴五十壮。

脑空二穴，在耳尖角上，排三指尽处。治偏头痛，眼欲失明，灸此穴七壮自愈。

目明二穴，在口面骨二瞳子上，入发际。治太阳连脑痛，灸三十壮。

腰俞二穴，在脊骨二十一椎下。治久患风腰疼，灸五十壮。

前顶二穴，在鼻上，入发际三寸五分。治巅顶痛，两眼失明。

承山

● 精准定位
在小腿后区，腓肠肌两肌腹与肌腱交角处。

● 简便取穴
直立，小腿用力，在小腿的后面正中可见一人字纹，其下尖角可触及一凹陷处即是。

涌泉

● 精准定位
在足底，屈足卷趾时足心最凹陷中；约当足底第2、3趾蹼缘与足跟连线的前1/3与后2/3交点凹陷中。

● 简便取穴
屈足卷趾，足底前1/3处可见有一凹陷处，按压有酸胀感处即是。

脑空

● 精准定位
在头部，横平枕外隆凸的上缘，风池直上。

● 简便取穴
在后脑勺摸到隆起的最高骨，上缘外3横指凹陷处即是。

腰俞

● 精准定位
在骶区，正对骶管裂孔，后正中线上。

● 简便取穴
后正中线上，顺着脊柱向下，正对骶管裂孔处即是。

①宛：低洼、凹陷处。

②十四椎：即第2腰椎。

③大风：即疠风，慢性传染性皮肤病之一，又名冥病、癞病、大风恶疾、疠疡、大麻风、麻风、风癞、血风。由体虚感受暴疠风毒，邪滞肌肤而发；或接触传染，内侵血脉而成。

④膝眼：为经外奇穴，位于膝盖下的凹陷处，形似膝盖的眼睛，故名。

⑤三寸：将食指、中指、无名指和小指者四指并拢，以中指中节（第二节）横纹处为准，四指横量作为3寸。这种测量方法称为横指同身寸法，也叫"一夫法"。

⑥骭（héng）：通"胻"，小腿。

⑦䀮䀮（huāng huāng）：目昏花，视物不清。

手指同身寸

拇指同身寸
手拇指横宽为1寸，1.5～2厘米。

中指同身寸
中指中节屈曲时，内侧两端横纹之间的距离为1寸，1.5～2厘米。

横指同身寸
食指和中指2指指幅横宽为1.5寸，2～3厘米。

横指同身寸
食指、中指和无名指3指指幅横宽为2寸，约6厘米。

横指同身寸
食指到小指4指指幅横宽为3寸，约7厘米。

附：窦材灸法

❖ 中风半身不遂，语言謇涩，乃肾气虚损也，灸关元五百壮。

❖ 伤寒少阴证，六脉缓大，昏睡自语，身重如山，或生黑靥，噫气[①]、吐痰、腹胀、足指冷过节，急灸关元三百壮可保。

❖ 伤寒太阴证，身凉，足冷过节，六脉弦紧，发黄，紫斑，多吐涎沫[②]，发燥热，噫气，急灸关元、命关各三百壮。

伤寒惟此二证害人甚速，仲景只以舌干口燥为少阴，腹满自利为太阴，余皆归入阳证条中，故致害人。然此二证若不早灸关元以救肾气，灸命关以固脾气，则难保性命。盖脾肾为人一身之根蒂，不可不早图也。

舌干口燥乃少阴本热之证，仲景以大承气急下，但此理非身登仲景之堂者不能知，非神于仲景之法者不能用，盖火热充盛不用承制，则燎原之害炽而生化之机息，可不畏哉！设本热假而标阴伏，误用承气立见危亡矣。先生灸法真保命全生之要，业医之士切须审察，不可鲁莽而行之也。仲景盖以气化而用承气，若涉形脏，别有治法，不可混辟。

❖ 脑疽[③]发背[④]，诸般疔疮恶毒须灸关元三百壮以保肾气。

❖ 急喉痹、颐[⑤]粗、颔[⑥]肿、水谷不下，此乃胃气虚风寒客肺也，灸天突穴五十壮。*穴在结喉下四寸。*

天突

● 精准定位
在颈前区，胸骨上窝中央，前正中线上。

● 简便取穴
仰卧，由喉结直下可摸到一凹陷，中央处即是。

❖ 虚劳咳嗽潮热，咯血吐血六脉弦紧，此乃肾气损而欲脱也，急灸关元三百壮，内服保元丹可保性命。若服知柏归地者，立死。盖苦寒重损其阳也。虚劳而致六脉弦紧，即是肾气损脱。乃今之医治虚劳者，脉至微细急疾，尚用寒凉，真视人如草芥也，此种人不知作何结果。

❖ 水肿膨胀、小便不通，气喘不卧，此乃脾气大损也，急灸命关二百壮，以救脾气，再灸关元三百壮，以扶肾水，自运消矣。

❖ 脾泄注下，乃脾肾气损，二三日能损人性命，亦灸命关、关元各二百壮。

❖ 休息痢⑦下五色脓者，乃脾气损也，半月间则损人性命，亦灸命关、关元各三百壮。

❖ 霍乱⑧吐泻，乃冷物伤胃，灸中脘五十壮，若四肢厥冷，六脉微细者，其阳欲脱也，急灸关元三百壮。

❖ 疟疾乃冷物积滞而成，不过十日、半月自愈。若延绵不绝乃成脾疟，气虚也，久则元气脱尽而死，灸中脘及左命关各百壮。

❖ 黄疸眼目及遍身皆黄，小便赤色，乃冷物伤脾所致，灸左命关一百壮，忌服凉药。若兼黑疸乃房劳伤肾，再灸命关三百壮。

❖ 番胃⑨，食已即吐，乃饮食失节，脾气损也，灸命关三百壮。命关当作命门。

❖ 尸厥不省人事，又名气厥，灸中脘五十壮。

❖ 风狂妄语，乃心气不足，为风邪客于包络也，先服睡圣散，灸巨阙穴七十壮，灸疮发过，再灸足三里五十壮。

❖ 胁痛不止乃饮食伤脾，灸左命关一百壮。

❖ 两胁连心痛乃恚怒⑩伤肝脾肾三经，灸左命关二百壮，关元三百壮。

❖ 肺寒胸膈胀，时吐酸，逆气上攻，食已作饱，困倦无力，口中如含冰雪，此名冷劳，又名膏肓病。乃冷物伤肺，反服凉药，损其肺气，灸中府二穴各二百壮。

● 精准定位
在胸部，横平第1肋间隙，锁骨下窝外侧，前正中线旁开6寸。

● 简便取穴
两手叉腰正立，锁骨外侧端下缘有三角窝，由此窝正中垂直向下平第1肋间隙处即是此穴。

❖ 咳嗽病，因形寒饮冷，冰消肺气，灸天突穴五十壮。

❖ 久嗽不止，灸肺俞二穴各五十壮即止。若伤寒后或中年久嗽不止，恐成虚劳，当灸关元三百壮。

❖ 疬风因卧风湿地处，受其毒气，中于五脏，令人面目庞起如黑云，或遍身如锥刺，或两手顽麻，灸五脏俞穴。先灸肺俞，次心俞、脾俞，再次肝俞、肾俞，各五十壮，周而复始，病愈为度。

❖ 暑月发燥热，乃冷物伤脾胃肾气所致，灸命关二百壮。或心膈胀闷作疼，灸左命关五十壮，若作中暑服凉药即死矣。

❖ 中风病方书灸百会、肩井、曲池、三里等穴多不效，此非黄帝正法。灸关元五百壮，百发百中。

❖ 中风失声乃肺肾气损，金水不生，灸关元五百壮。

❖ 肠澼下血，久不止，此饮食冷物损大肠气也，灸神阙穴三百壮。

❖ 虚劳人及老人与病后大便不通，难服利药，灸神阙一百壮自通。

❖ 小便下血乃房事劳损肾气，灸关元二百壮。

❖ 砂石淋⑪诸药不效，乃肾家虚火所凝也，灸关元三百壮。

百会

● 精准定位
在头部，前发际正中直上5寸。

● 简便取穴
正坐，两耳尖与头正中线相交处，按压有凹陷即是。

肩井

● 精准定位
在肩胛区，第7颈椎棘突与肩峰最外侧点连线的中点。

● 简便取穴
先找到大椎穴，再找到锁骨肩峰端，二者连线中点即是。

曲池

● 精准定位
在肘区，在尺泽与肱骨外上髁连线中点凹陷处。

● 简便取穴
屈肘成直角，于尺泽与肱骨外上髁连线的中点处取穴。

◆ 上消病日饮水三五升，乃心肺壅热，又吃冷物，伤肺肾之气，灸关元一百壮，可以免死。或春灸气海，秋灸关元三百壮，口生津液。

◆ 中消病多食而四肢羸瘦，困倦无力，乃脾胃肾虚也，当灸关元五百壮。

◆ 腰足不仁，行步少力，乃房劳损肾，以致骨痿⑫，急灸关元五百壮。

◆ 昏默不省人事，饮食欲进不进，或卧或不卧，或行或不行，莫知病之所在，乃思虑太过，耗伤心血故也，灸巨阙五十壮。

◆ 脾病致黑色萎黄，饮食少进，灸左命关五十壮。或兼黧色⑬，乃损肾也，再灸关元二百壮。

◆ 贼风入耳，口眼歪斜，随左右灸地仓穴五十壮，或二七壮。

◆ 耳叶焦枯，面色渐黑，乃肾劳也，灸关元五百壮。

◆ 中年以上之人，口干舌燥，乃肾水不生津液也，灸关元三百壮，若误服凉药，必伤脾胃而死。

◆ 中年以上之人，腰腿骨节作疼，乃肾气虚惫也，风邪所乘之证，灸关元三百壮。若服辛温除风之药，则肾水愈涸，难救。

◆ 腿䯒⑭间发赤肿，乃肾气风邪着骨，恐生附骨疽⑮，灸关元二百壮。

◆ 老人滑肠因重，乃阳气虚脱，小便不禁，灸神阙三百壮。

神阙

●精准定位 在脐区，脐中央。

●简便取穴 在下腹部，正中线上，肚脐中央即是。

❖ 老人气喘，乃肾虚气不归海，灸关元二百壮。

❖ 老人大便不禁，乃脾肾气衰，灸左命关、关元各二百壮。

❖ 两眼昏黑，欲成内障，乃脾肾气虚所致，灸关元三百壮。

❖ 瘰疬因忧郁伤肝，或食鼠涎之毒而成，于疮头上灸三七壮，以麻油润百花膏涂之，灸疮发过愈。

❖ 破伤风，牙关紧急，项背强直，灸关元穴百壮。

❖ 寒湿腰痛灸腰俞穴五十壮。

❖ 行路忽上膝及腿如锥，乃风湿所袭，于痛处灸三十壮。

❖ 脚气少力或顽麻疼痛，灸涌泉穴五十壮。

❖ 顽癣浸淫或小儿秃疮，皆汗出入水，湿淫皮毛而致也，于生疮处隔三寸灸三壮，出黄水愈。

凡灸大人，艾炷须如莲子，底阔三分，灸二十壮后却减一分，务要紧实。若灸四肢及小儿，艾炷如苍耳子大。灸头面，艾炷如麦粒子大。其灰以鹅毛扫去，不可口吹。

如癫狂人不可灸，及膏粱人怕痛者，先服睡圣散，然后灸之。一服止可灸五十壮，醒后再服、再灸。

注释

①噫气：嗳气。

②涎沫：口水。

③脑疽：生于脑后项部的有头疽。正对口者，俗称"对口"。偏于一侧者俗称"偏对口"。多由湿热交蒸或五脏蕴毒所致，症状多见灼热肿痛，颜色鲜红。

④发背：泛指生于背部的有头疽。多因外感风热、火毒，湿热蕴结，七情郁结，脏腑蕴热而发，为有头疽之重者。

⑤颐：面颊、腮。

⑥颔：指颈上方、下颌下方的柔软处。

⑦休息痢：以长期或反复发作的腹部隐痛，里急后重，粪质稀烂或便中带血为特点的痢疾。

⑧霍乱：病名。是由霍乱弧菌所致的烈性肠道传染病，临床上以剧烈无痛性泻吐，米泔样大便，严重脱水，肌肉痛性痉挛及周围循环衰竭等为特征，能在数小时内造成腹泻脱水甚至死亡。

⑨番胃：即反胃。

⑩恚（huì）怒：生气，愤怒。

⑪砂石淋：砂淋、石淋的总称，包括肾结石、输尿管结石、膀胱结石等泌尿系疾患。病机为湿热蕴结下焦，煎熬尿液，而成"砂""石"。小如砂，叫作砂淋，大如石，叫作石淋。

⑫骨痿：属痿证之一，症见腰背酸软，难于直立，下肢痿弱无力，面色暗黑，牙齿干枯等。由大热灼伤阴液，或长期过劳，肾精亏损，肾火亢盛等，使骨枯而髓减所致。

⑬黧色：黑中带黄的颜色。

⑭骱：本意是胫骨上端，此处指膝关节处。

⑮附骨疽：指毒气深沉，结聚于骨而发生的深部脓疡，又称骨痈、贴骨痈。

艾灸疗法

艾灸是用艾绒做成大小不同的艾炷，或用纸卷成艾条，在穴位上火疼痛处烧灼熏蒸的一种治疗方法，一般适用于慢性和虚汗的病症。下面是几种常用的灸法。

隔姜灸

用大片生姜，上放艾炷烧灼，一般可灸3～5壮。除隔姜灸外，还有隔蒜片灸、隔盐灸、隔附子片灸等。

艾条灸

用艾绒卷成直径1.5～2厘米的艾条，将一端点燃后熏灸患处，但不碰到皮肤。一般可灸10～15分钟。

温针灸

在针刺之后,用针尾裹上艾绒点燃加温,可烧1~5次。

卷中

伤寒

伤寒①六脉浮紧，呻吟不绝，足指温者，阳也；忌服凉药，恐变为阴，害人性命。至六日发烦躁，乃阴阳换气，欲作汗也，服当归茯苓散②，汗出而愈。

六脉紧大，或弦细，不呻吟，多睡耳聋，足指冷，肢节痛，发黄③，身生赤黑靥，时发噫气，皆阴也，灸关元三百壮，服金液丹、姜附汤，过十日半月，出汗而愈。若不早灸，反与凉药者，死。辨别阴阳不止于此，然熟体此二条则治伤寒证误谬亦少。其灸法虽不能遍行，若贫家无力而遇难起之病，不能备参药，勉告以灸能活命，倘肯依从，未必非仁术之一端。予每见时疫④盛行之际，乡陬⑤死者比户，心切怜之，倘尽心力并合丹药以济之，不特己身蒙福，子孙亦必昌大。若吐逆而心下痞⑥，灸中脘五十壮。若微微发颤者，欲作汗，服姜附汤而愈。若少年壮实之人，伤寒至五六日，发狂逾垣上屋，胃中有积热也，服大通散，轻者知母散亦愈。

注释

①伤寒：伤寒分广义伤寒和狭义伤寒，广义伤寒包括中风、伤寒、湿温、热病、温病；狭义伤寒是广义伤寒之一的伤寒，指感受寒邪引起的外感热病。

②归茯苓散：出自《妇人大全良方》，由当归、茯苓、白术、白芍、泽泻、川芎组成。

③发黄：指由各种不同原因引起遍身皮肤或眼巩膜黄染的症状，又称"黄疸"。

④时疫：指一时流行的传染病。

⑤乡陬（zōu）：聚居的地方。村落、村庄。

⑥心下痞：胃脘满闷，按之柔软不痛的症候。

归茯苓散

当归 + 茯苓 + 白术 + 白芍 + 泽泻 + 川芎

伤寒病的发展与治疗

寒邪在体内的传播有一定顺序和规律，如图所示。需要注意的是，如果疾病刚有好转就开始进食难消化的食物，就会在体内郁积生热，两热相交，造成余热不退的现象。

伤寒四经见证

伤寒只有四经，无少阳、厥阴二经。夫寒之中人，如太阳主皮毛，故寒邪先客此经；阳明主胃，凡形寒饮冷则伤之；太阴主脾，凡饮食失节，过食寒物则伤之；少阴主肾，寒水喜归本经也。故伤寒只有四经，若少阳、厥阴主肝胆，如忧思喜怒方得伤之，寒病最少。如耳聋囊缩者，少阴也，寒热口苦，乃阳病也，此四证俱不宜用寒凉药也。言无少阳厥阴二经，非通论也。时医见寒热口苦，耳聋胁痛，干呕吐逆，不辨阴阳，不审虚实，动云少阳，首尾小柴胡和解以为稳妥，不知虚阳提越，内阴愈甚，变为躁扰不安，胸膈痞闷，口渴谵妄，脉体弦急；更云内热已深，轻则泻心、白虎，重则陷胸、承气，不至冰脱不已。至若厥阴，标阴本风，中见火化，证来错杂，人多不识，误死者多矣。

人体耳郭穴位图

小小的耳郭也孕育着天机，耳郭上有许多穴位，并且与人体的脏腑也有着一定的联系，看下面的图，认识一下耳郭上的穴位。经常按摩耳郭对保健的重要作用原因也在于此。

耳郭正面穴位

耳郭反面穴位

太阳见证

太阳寒水，内属膀胱，故脉来浮紧，外证头疼发热，腰脊强，惟服平胃散①，至六七日，出汗而愈。盖胃气不虚，传遍经络自愈也。仲景以为阳证，乃与凉药随经而解，反攻出他病，甚者变为阴证，六脉沉细，发厥而死，急灸关元，乃可复生。如本经至六七日发战者，欲作解而阳气少也，服姜附汤出汗而愈。仲景圆机活法②，论③中被误者甚多，何尝能误人哉！其误人者，乃后人误用仲景法而误之耳，于仲景何尤。

注释

①平胃散：出自《太平惠民和剂局方》，由苍术、厚朴、陈皮、甘草组成。

②圆机活法：治疗方法灵活变通。

③论：这里指《伤寒论》。

平胃散

苍术 + 厚朴 + 陈皮 + 白芍

阳明见证

阳明燥金内属于胃，六脉浮紧而长，外证目痛发热，手足温，呻吟不绝，服当归柴胡汤、平胃散。仲景反言热深厥亦深，此误也。若果发昏厥，两目枯陷不能升者，急灸中脘五十壮，渐渐省人事，手足温者生，否则死。<u>仲景厥阴证中，有厥热多寡之论，不过验邪正之进退，察阴阳之消长，示人为治之活法，无偏无倚，何误之有。</u>

太阴见证

太阴湿土内属于脾，其脉弦紧，外证不呻吟，四肢不痛，身不甚热，时自汗自利，手足冷，多痰唾，服保元丹、姜附汤，十日后汗出而愈。<u>此证温治若早，愈亦甚速，稍不审察，害人亦易。</u>又一证，发黄、生紫斑、咽干燥、噫气者，此名阴燥、阴黄，服钟乳粉，十日后汗出而愈。庸医或误认阳证，凉之即死。

钟乳

少阴见证

少阴君火内属于肾，其脉弦大，外证肢节不痛，不呻吟，但好睡，足指冷、耳聋、口干、多痰唾，身生赤黑靥，时发噫气，身重如山，烦躁不止。急灸关元三百壮，内服保元丹、姜附汤，过十日汗出而愈。若作阳证，误服凉药，以致发昏谵语，循衣摸床①，吐血脉细，乃真气虚，肾水欲涸②也。仲景反曰：急下之，以救肾水，此误也。真气既虚，反用凉药，以攻其里，是促其死也。急灸关元三百壮，可保无虞。少阴本热标寒而又中见太阳，本热之证，固不易治，况标阴为病，千头万绪，变态百出，令人接应不暇。然只在初时体察真切，用灸用温，亦非难事。良由初着一错，贻误到底，害人不少。至若无本热，而又无中见之太阳，一派阴寒，必死无疑。或速灸关元，重投丹附，亦在于觉之早，庶望其生。少阴误治而变诸败逆证，诚为棘手。先生之论，专属形脏，故尚温补；仲景之论，惟言气化，故主承制。然论中用温者多，下者不过数条而已，况标本气化，今古难明，非神于仲景之法者不能，偏于急下证而误温，杀人反掌；急温证而误下，冤沉海底。噫！噫！医之为道诚难矣。

注释

①循衣摸床：症状名，指患者神昏时，二手不自主地抚摸衣被或床沿的动作，多见于邪盛正虚或元气将脱的危重病候。

②涸（hé）：失去水而干枯。

伤风伤寒

脉浮为风，脉紧为寒，仲景分为两途，故有麻黄、桂枝之说，此误也。然伤寒乃太阳本气受伤，不可大汗，但服姜附汤自愈，不必穿凿他求，以为精也。浮风紧

麻黄

桂枝

寒，古人通论，解肌发表，定法难磨，仲景不可訾①也。至若紧而劲急，

或微，或沉，神志稍失其常，形气不能振作，则先生之法，断不可缓。伤风轻浅之证，初起咽疼喉痛，鼻中火出，此风邪外伤毛腠，抑遏阳气，故现此耳。医者不明，误用寒凉，驯致②重大。

①訾（zǐ）：说人坏话，诋毁。
②驯致：亦作"驯至"，指逐渐达到。

挟食冷物

脉沉为胃气寒，紧为冷气盛，滑则食不消。其证头痛、发热、呕吐、心下痞，时或腹痛，服丁香丸、来复丹；若冷物不消，荜澄茄散；胃虚①者，平胃散、理中丸。

①胃虚：胃气虚弱。

中湿

三四月间，人感潮湿之气，名曰湿病；或六七月，大雨时行，恣饮冰水冷物，亦名中湿，则令人寒热自汗。阳则脉紧，肢节痛，足指温，服术附汤；阴则脉沉而紧，肢节不痛，身凉自利，足指冷，服姜附汤。不可发汗①，汗则必发烦躁，虚汗不止，或发黄肿②。若服凉药，则泄泻而死。先生于此证虽分阴阳，而用附子则一，今人于六七月之交，不辨是寒、是湿，或阴、或阳，动辄云暑，专用寒凉，及至发肿泄泻③，而犹云暑毒未清，又行攻下，不至医杀不止，实可痛心。

①发汗：用药物等使身体出汗。
②黄肿：多由于脾湿不行导致，表现为面色发黄、身体浮肿。
③泄泻：指因感受外邪，或被饮食所伤，或情志失调，或脾胃虚弱，或脾肾阳虚等原因引起的以排便次数增多，粪便稀溏，甚至泄如水样为主证的病证。

阴毒

或肾虚人，或房事后，或胃发冷气，即腹痛烦躁，甚者囊缩，昏闷而死。急灸关元一百壮，内服姜附汤、保元丹可救一二。若迟则气脱①，虽灸亦无益矣。审证的确，即当速救，不可因循，致归绝路。

①气脱：指正气的耗损脱失。

老人伤寒

切忌发汗及吐下①，盖元气盛，则邪不能为害，传遍经络自愈。仲景不敢补，反攻邪气，致正气受伤，误人多矣。凡遇此证，只用姜附汤多服，自然解散。元虚而受攻伤正，何必老人，仲景医之圣者，宁不知此。

①吐下：指呕吐下泻。

阴阳换气

凡伤寒阳证欲作汗，阴证已加灸，真元欲复，与邪气分争，必发寒战，鼻衄①昏迷，牙关微紧，四肢微厥，乃阴阳换气也。一二时辰，自然腋下汗出而愈。阴阳换气，即今之所谓战汗，须预告病家，令其不必惊骇，否则阖室仓皇，谚言蜂起，彼时一剂误投，遂有生死之判。

①鼻衄（nù）：即鼻出血。

伤寒谵语

凡伤寒谵语,属少阴,仲景属阳明误也。阳明内热必发狂,今止谵语,故为少阴。仲景皆指神虚,未尝不属少阴也。急灸关元三百壮,若灸后,仍不止者死。

伤寒衄血

凡鼻衄不过一二盏者,气欲和也,不汗而愈。若衄至升斗者,乃真气脱也,针关元入三寸,留二十呼,血立止;再灸关元二百壮,服金液丹。不然恐成虚劳中满①。当解、当清、当温、当补,审证施治,庶几②无误。

①中满:脘腹胀满。
②庶几:相近、差不多。

劳复

伤寒瘥①后,饮食起居劳动则复发热。其候头痛、身热、烦躁,或腹疼，脉浮而紧，此劳复也。服平胃散、分气丸②，汗出而愈。若连服三四次不除者，此元气大虚故也，灸中脘五十壮。劳复证仲景数方，用须斟酌，第一须审邪气之有无，辨寒热之多寡，以施治则无误矣。

注释

①瘥（chài）：本意指病愈。

②分气丸：出自《圣济总录》，由京三棱、蓬莪术、青橘皮、胡椒、阿魏组成。

分气丸

京三棱　蓬莪术　青橘皮　胡椒　阿魏

汗后大便下赤水或脓血

此乃胃中积热未除，或服丹附而致，宜服黄连当归芍药汤。下脓者，如圣饼化积而愈。《经》云：热虽甚，不死。若阴气盛，则杀人于顷刻，戒之。热药之过，一凉可解，凉药之误，十热难瘳。又积热易解而易治，沉阴难愈而难明，临证之工①大宜体认。

注释

①工：医生、医者。

汗后发噫

由于脾肾虚弱，冷气上奔也，服姜附汤、来复丹。此症当是发呃，若噫证无死人之理，观后二案可见。

一人伤寒至八日，脉大而紧，发黄，生紫斑，噫气，足指冷至脚面，此太阴证也，最重难治。为灸命关五十壮、关元二百壮，服金液丹、钟乳粉，四日汗出而愈。

一人患伤寒至六日，脉弦紧，身发黄，自汗，亦太阴证也。先服金液丹，点命关穴。病患不肯灸，伤寒唯太阴、少阴二证死人最速，若不早灸，虽服药无效。不信，至九日泻血而死。不听良言，往往至此，及至证变而下血，俗医犹谓硫黄热迫，痛为排挤，反用寒凉，以下石，至死众口呶呶①，忌畏热药之害，婆心遭谤，不一而足，然有天道，何恤人言。

一人病伤寒至六日，微发黄，一医与茵陈汤。次日，更深黄色，遍身如栀子，此太阴证误服凉药而致肝木侮脾。余为灸命关五十壮，服金液丹而愈。伤寒发黄，虽有阴阳之异，然脾家阴湿而为阴黄者多，不可不知。

一人患伤寒，初起即厥逆②，脉一息八九至，诸医以为必死，余曰：乃阴毒也，与姜附汤一盏，至半夜，汗出而愈。若以脉数为热，下凉药，必死无疑。俗医视此，必以为瘀证③，禁服官料药④，专行摧剥，纵饮冷水，不致冰脱不已。

①呶呶（náo náo）：多言，喋喋不休。

②厥逆：中医病症病机名，此病症包括突然昏倒，不省人事，伴四肢逆冷（手冷可过肘，足冷可过膝）而能复苏为主要表现的一种病症，以及因气机失常，气逆上冲所致的其他疾病。

③痧证：感受时疫秽浊之气，以发热，胸腹或闷，或胀，或痛，或上吐下泻，或神昏闷乱，或皮下青紫痧癍痧筋等为常见症的危急外感热病的统称。

④官料药：经官府审订，准许公开发卖的药。

肺伤寒

肺伤寒一证，方书多不载，误人甚多，与少阴证同，但不出汗而愈，每发于正二腊月间，亦头疼，肢节痛，发热恶寒，咳嗽脉紧，与伤寒略同，但多咳嗽耳。不宜汗，服姜附汤，三日而愈。若素虚之人，邪气深入则昏睡谵语，足指冷，脉浮紧，乃死证也。急灸关元三百壮，可生，不灸必死，服凉药亦死，盖非药可疗也。肺伤寒之证，今人多认为重伤风，非温平误事，即寒凉杀人。予于此证略有分晓，然不免因人检点，苟遇知己用之无疑，忘酬通治，不过姜甘桂辛而已。设概用姜附，往往遭人谤毁。

一人患肺伤寒，头痛发热，恶寒咳嗽，肢节疼，脉沉紧，服华盖散、黄芪建中汤，略解。至五日，昏睡谵语，四肢微厥，乃肾气虚也。灸关元百壮，服姜附汤，始汗出愈。此证与雍正占年自春徂①夏时气大同，时俗皆禁服药，药则有误，不知非药误人，乃庸人不明此理，妄投凉药之误耳。苟具只眼②，焉得有误。

注释

① 徂（cú）：及，至。
② 只眼：比喻独特的见解。

疽疮

有腰疽、背疽、脑疽、腿疽，虽因处以立名，而其根则同。方书多用苦寒败毒之药，多致剥削元气，变为阴疽，侵肌蚀骨，溃烂而亡。不知《内经》云：脾肾气虚，寒气客于经络，血气不通，着而成疾。若真气不甚虚，邪气不得内陷，则成痈。盖痈者，壅也。血气壅滞，故大而高起，属阳易治。若真气虚甚，则毒邪内攻，附贴筋骨，则成疽。盖疽者，阻也。邪气深而内烂，阻人筋骨，属阴难治。其始发也，必憎寒、壮热，急服救生汤五钱，再服全好。甚者，即于痛处，灸三五壮。阴疽即三五十壮，亦不为过。如痛者属阳，易治。若不痛，乃疽疮也，急服保元丹，以固肾气。若用凉转药，则阳变为阴，或不进饮食而死，急灸关元可生。近世疡医，只记一十三味方，不问邪之深浅，感之重轻，顶之起不起，色之红不红，不辨五善①，不审七恶②，概用此方，更加凉解。即见纯阴冷毒，而犹云字阴字阳，急以发散解毒为良法，及至寒凉冰伏，尚云毒盛内攻。或见神情躁扰，终认火热未清。小证变大，浅证变深，若遇大证，未有不受其害者。世谓外科拉折腿，医亦不尽然。人之无良，亦或有之，其余实由学问未精，识证不确，阴阳错乱，虚实混淆，变证之来，全然不晓，有似故意害人，其实非本心也。

治验

一人病脑疽六日，危笃不进饮食，余曰：年高肾虚，邪气滞经也。令服救生汤，即刻减半，夜间再进一服全安。

一人忽患遍身拘急，来日阴囊连茎肿大如斗，六脉沉紧。余曰：此阴疽也，幸未服解毒凉药，若服之，则茎与睾丸必皆烂去而死。急令服救生汤五钱，又一服全安。

一老妇脑后作痛，憎寒拘急。余曰：此欲发脑疽也。急服救生汤三服全愈。余治一妇，新产深居密室，头面遍体生扎马疔，外科与清火败毒药二剂，立时消去，其家甚喜。次日胸中气闷，渴燥不已，神气异常。至晚腹痛泄泻，身热体倦，呕恶不食。疡医云，暑毒内攻，更与连、栀凉剂，煎饫将进。适余至，诊其脉空散无根，一息七八至，乃里虚毒陷也，即以异功加姜附饮之。次日，泻止，神清，食粥不呕。又一剂，而扎马疔仍复发出，亦不如前之痛苦矣。夫扎马疔小疾耳，凉解一误，尚变脱陷，况大毒乎！记此以为疡医寒凉之戒，精方脉者，亦不可不明此理。

凡一切痈疽发背，疔疮乳痈疖毒，无非寒邪滞经，只以救生汤服之，重者减半，轻者全安，百发百中。

注释

①五美：也称"五善"，指疮疡疾病预后较好的五种善证的表现，往往与七恶并称，为判断疮疡预后的方法。五善疮疡患者为顺证，易治易愈。

②七恶：指疮疡的七种险恶证候，同时亦作为外科证名。

患痈疽难以治愈的部位

《内经》认为，人患痈疽必死有五个重要部位：伏兔、小腿肚子、背、五脏俞。后世医家对此又有补充，认为脑、须、鬓、颐，亦为痈疽必死之处。

喉痹

此病由肺肾气虚，风寒客之，令人颐颔粗肿，咽喉闭塞，汤药不下，死在须臾者，急灌黄药子散，吐出恶涎而愈。此病轻者治肺，服姜附汤，灸天突穴五十壮亦好；重者服钟乳粉，灸关元穴，亦服姜附汤。

治验

一人患喉痹，痰气上攻，咽喉闭塞，灸天突穴五十壮，即可进粥，服姜附汤，一剂即愈，此治肺也。

一人患喉痹，颐颔粗肿，粥药不下，四肢逆冷，六脉沉细。急灸关元穴二百壮，四肢方暖，六脉渐生，但咽喉尚肿，仍令服黄药子散，吐出稠痰一合①乃愈，此治肾也。

一人患喉痹，六脉细，余为灸关元二百壮，六脉渐生。一医曰：此乃热证，复以火攻，是抱薪救火也。遂进凉药一剂，六脉复沉，咽中更肿。医计穷，用尖刀于肿处刺之，出血一升而愈。盖此证忌用凉药，痰见寒则凝，故用刀出其肺血，而肿亦随消也。

先生治肺治肾之法，千古卓见。况咽喉之证，风火为患，十有二三，肺肾虚寒，十有八九。喉科不明此理，一味寒凉，即有外邪，亦致冰伏，若元本亏损，未有不闭闷致死者。所以咽喉妙法，第一开豁痰涎，痰涎既涌，自然通快，然后审轻重以施治，姜附、灼艾，诚为治本之法，但人多畏之，而不肯用耳。然当危急时，亦不可避忌，强为救治，亦可得生也。至于刺法，亦须知之。雍正四年，咽喉证盛行。友人之子沈礼庭亦患喉痹，次日即煜。予诊其两寸无力，两尺空散，乃阴虚火动，以七味丸②作汤与服一剂，证虽未减而痛势少缓。邻家强其延喉科视之，彼医笑予动辄用热药，不知此乃阳明热甚证，火性急速，故一日而喉即腐溃，岂可用温补剂耶！乃投白虎二剂，服未半，而神气改常，语言错乱，甚至颠倒不眠，其家惶急，复延予。予诊其脉乱而八九至，予曰：果病阳明燥火，石膏实为良剂。今系无根之焰，而妄用白虎，使胃络陷下，而不能上通，故心神失守。以归脾汤加桂饮之，甫③一剂而神恬脉静矣。噫！彼喉科一无学之人，妄为评品大方，乱投汤药，几至杀人，亦愚矣。

注释

①一合：为中国古计量单位，约0.10公斤，十合为一升。

②七味丸：出自《摄生秘剖》，由熟地黄、山茱萸、山药、牡丹皮、茯苓、泽泻、肉桂组成。

③甫：刚刚，才。

虚劳

　　此病由七情六欲[①]，损伤脾肾，早尚易治，迟则难愈，必用火灸，方得回生。若用温平药及黄芪建中、鳖甲饮[②]之类，皆无益于病，反伤元气。其证始则困倦少食，额上时时汗出，或自盗汗[③]，口干咳嗽，四肢常冷，渐至咳吐鲜血，或咯血多痰，盖肾脉上贯肝膈，入肺中，肾既虚损，不能上荣于肺，故有是病，治法当同阴证治之。先于关元灸二百壮，以固肾气，后服保命延寿丹，或钟乳粉，服三五两，其病减半，一月全安。若服知、柏、地黄、当归之属，重伤脾肾，是促其死也，切忌房事。然此病须早灸，迟则无益，丹药亦不受矣，服之反发热烦，乃真脱故也，若童男女得此病，乃胎秉怯弱，宜终身在家，若出嫁犯房事，再发必死。

治验

一人病咳嗽，盗汗，发热，困倦，减食，四肢逆冷，六脉弦紧，乃肾气虚也。先灸关元五百壮，服保命延寿丹二十丸，钟乳粉二钱。间日，服金液丹百丸，一月全安。

一人病咳嗽，证脉与上条同，但病患怕灸，止服延寿丹五十粒，金液丹百粒，钟乳粉二两，五日减可，十日脉沉缓，乃真气复也。仍服前药，一月全安。盖此病早治，不灸亦可，迟必加灸，否则难治。

一幼女病咳嗽，发热，咯血，减食。先灸脐下百壮，服延寿丹、黄芪建中汤而愈。戒其不可出嫁，犯房事必死。过四年而适人，前病复作。余曰：此女胎禀素弱，只宜固守终老。不信余言，破损天真，元气将脱，不可救矣。强余丹药服之，竟死。

一人额上时时汗出，乃肾气虚也，不治则成痨瘵，先灸脐下百壮，服金液丹而愈。

一人夜多虚汗，亦肾气虚也，服全真丹、黄芪建中汤而痊。

一妇人产后虚汗不止，乃脾肾虚也，服金液丹、全真丹、当归建中汤而愈。凡童男女秉气虚、多汗者，亦同此治。

一人每日四五遍出汗，灸关元穴亦不止，乃房事后，饮冷伤脾气，复灸左命关百壮而愈。

一妇人伤寒瘥后转成虚劳，乃前医下冷药，损其元气故也。病患发热咳嗽、吐血少食，为灸关元二百壮，服金液、保命、四神、钟乳粉，一月全愈。脾肾者先后天之本与元也，虚劳之病虽有五脏之殊，其原皆由于脾肾受病，而脾肾之治殊难见效，不知肾之元于生阳，脾之本于焦火，温温不息，元本日充，自然真水流行，津液四布，神精内守，烟焰不生，五脏无偏颇之虞，水火有交济之益，何难治之有哉！奈何世人不察，习用寒凉不败不已。间有知脾肾之当保者，不过玉竹、沙参、生脉、六味温平之剂而已，知先生之法者有几人哉！但恨起石无真，钟乳多伪，合丹救济亦属徒然，惟有艾火庶可求全，人又不肯耐疼忍痛，应名敥痏④。此证之获愈者，所以千百而无一二也。予具热肠，动违庸俗，明知难起之疾，勉投桂附，十中亦起一二，其终不愈者，不免多口之来，予亦毋庸置辩，彼苍者天，谅能默鉴予救世之衷也。因略举治愈敥人，附记于后，以为吾党型式，俾知温补之可以活人，而不为流俗所惑，不因谤毁缩手也。

友人沈萌昌兄，因患伏兔疽，脓血过多，有伤元本，变为虚劳，服滋阴剂过多，喘急吐血，饮食少进。予诊之脉弦急，有七八至，面色纯青，喘咳气急，卧难着席，身热汗出，涎沫不收，虚脱之证已悉见矣。又贫之无力用参，乃予建中，重投芪桂，一服而喘定安眠，涎沫与血俱减大半，第病久而脾肾过伤，胃气难复，投桂附加参钱许，月余而瘥。

王在庭之室，病虚劳十余载，喘促吐沫，呕血不食，形体骨立，诸医束手，延予诊视，见其平日之方，皆滋阴润肺、温平之剂。予曰：以如是之病，而乃用如是之药，自然日趋鬼趣，焉望生机，独不思仲景云咳者则剧，敥吐涎沫，以脾虚也。又昔贤云：肾家生阳，不能上交于肺则喘。又云：脾虚而肺失生化之原则喘。今脾肾败脱用药如此，焉望其生。乃重投参芪姜附等二剂而喘定；缘泄泻更甚，再加萸、蔻十余剂而病减十七；又灸关元，因畏痛只灸五十壮，迄今十余年而形体大健矣。

一中年妇，夜热咳嗽，本小疾耳，为张、李二医合用滋阴退热药月余，致面青脉急，喘促，吐血呕沫日敥升，饮食不进，二医束手，覆而不治。予为重用参附十余剂而安。此非其本原受亏，乃药误所致，故收功易也。

注释

①七情六欲：泛指人的喜、怒、哀、乐和嗜欲等。

②鳖甲饮：出自《圣济总录》，由鳖甲、淡豆豉、甘草、青蒿、桃仁、葱组成。

③盗汗：中医病症名，是以入睡后汗出异常，醒后汗泄即止为特征的一种病征。

④痏（wěi）：皮肉伤。

中风

此病皆因房事、六欲、七情所伤。真气虚，为风邪所乘，客于五脏之俞，则为中风偏枯①等证。若中脾胃之俞，则右手足不用；中心肝之俞，则左手足不用。大抵能任用，但少力麻痹者为轻，能举而不能用者稍轻，全不能举动者最重。邪气入脏则废九窍，甚者卒中而死。入腑则坏四肢，或有可愈者。

治法：先灸关元五百壮，五日便安。次服保元丹一二斤，以壮元气；再服八仙丹、八风汤则终身不发。若不灸脐下，不服丹药，虽愈不过三五年，再作必死。然此证最忌汗、吐、下，损其元气必死。大凡风脉，浮而迟缓者生，急疾者重，一息八九至者死。中风之证，古方书虽有中脏、中腑、中经脉之别，然其要不过闭证与脱证而已。闭证虽属实，而虚者不少，或可用开关通窍行痰疏气之剂。关窍一开，痰气稍顺，急当审其形藏，察其气血，而调治之。更视其兼证之有无，虚实之孰胜，或补或泻；再佐以先生之法，庶几为效速，而无瘫痪难起之患矣。至若脱证，唯一于虚，重剂参附或可保全，然不若先生之丹艾为万全也。予见近时医家，脱证已具三四，而犹云有风有痰，虽用参附而必佐以秦艽、天麻、胆星、竹沥冰陷疏散。是诚不知缓急者也，乌足与论医道哉。

治验

一人病半身不遂，先灸关元五百壮，一日二服八仙丹，五日一服换骨丹，其夜觉患处汗出，来日病减四分，一月痊愈。再服延寿丹半斤，保元丹一斤，五十年病不作。千金等方，不灸关元，不服丹药，惟以寻常药治之，虽愈难久。

一人患左半身不遂，六脉沉细无力。余曰：此必服峻利之药，损其真气，故脉沉细。病者云：前月服捉虎丹②，吐涎二升，此后稍轻，但未全愈耳。余叹曰：中风本因元气虚损，今服吐剂，反伤元气，目下虽减，不数日再作，不复救矣，不十日果大反复，求治于余，虽服丹药竟不能起。

注释

① 偏枯：指中风后遗症，半身不遂。
② 捉虎丹：出自《黄帝素问宣明方论》，由草乌、五灵脂、木鳖子、枫香脂、地龙、细墨、乳香、当归、没药、麝香组成。

捉虎丹

草乌 ＋ 五灵脂 ＋ 木鳖子 ＋ 枫香脂 ＋ 地龙

细墨 ＋ 乳香 ＋ 当归 ＋ 没药 ＋ 麝香

偏枯与风痱

偏枯就是我们常说的半身不遂。偏枯和风痱皆由风邪入侵，导致营卫之气运行失常，真气去而邪气独留，经气瘀滞，但两种疾病的发展程度和表现又有不同。

偏枯病，邪气停留在肌腠。患者表现为半身不遂，神志不乱。

风痱病，邪气已经侵入脏腑。患者表现为四肢弛缓，神志有轻微障碍，则病在阳经，可治愈；如果患者神志丧失，则病已发展到阴经，难治。

疠风

此证皆因暑月仰卧湿地，或房劳后入水冒风而中其气。令人两目壅肿，云头斑起，或肉中如针刺，或麻痹不仁，肿则如痛疽，溃烂筋骨而死。若中肺俞、心俞，名曰肺癞易治，若中脾、肝、肾俞，名曰脾肝肾癞难治。世传医法，皆无效验。

黄帝正法：先灸肺俞二穴各五十壮，次灸心俞，次脾俞，次肝俞，次肾俞。如此周而复始，全愈为度。内服胡麻散、换骨丹各一料[①]。然平人止灸亦愈，若烂见筋骨者难治。《经》云：脉风[②]成为疠，盖风之中人，善行而数变，令风邪留于脉中，淹缠不去，而疠风成矣。其间有伤营、伤卫之别。伤营者，营气热胕③，其气不清，故使鼻柱坏而色败，皮肤疡溃。伤卫者，风气与太阳俱入行于脉俞，散于分肉之间，与卫气相犯，其道不利，故使肌肉䐜膜④而有疡。此证感天地毒疠浊恶之气，或大醉房劳，或山岚瘴气⑤而成。毒在气分则上体先见，毒在血分则下体先见，气血俱受则上下齐见。更须分五脏之毒，肺则皮生白屑、眉毛先落，肝则面发紫泡，肾则脚底先痛，或穿脾则遍身如癣，心则双目受损。此五脏之毒，病之重者也。又当知五死之证，皮死麻木不仁，肉死割刺不痛，血死溃烂目瘫，筋死指甲脱落，骨死鼻柱崩坏。此五脏之伤，病之至重者，难治。若至音哑目盲更无及矣。

治验

一人面上黑肿，左耳下起云紫如盘蛇，肌肉中如刀刺，手足不知痛。询其所以，因同僚邀游醉卧三日，觉左臂黑肿如蛇形，服风药渐减，今又发。余曰：非风也，乃湿气客五脏之俞穴。前服风药，乃风胜湿，故当暂好，然毒根未去。令灸肾俞二穴各百壮，服换骨丹一料，全愈，面色光润如故。

一人遍身赤肿如锥刺，余曰：汝病易治。令灸心俞、肺俞四穴各一百壮，服胡麻散二料而愈。但手足微不随，复灸前穴五十壮，又服胡麻散二料全愈。

一人病疠证，须眉尽落，面目赤肿，手足悉成疮痍。令灸肺俞、心俞四穴各十壮，服换骨丹一料，二月全愈，须眉更生。

注释

①料：量词，用于中药配制丸药，处方剂量的全份。

②脉风：病症名，同疠风。因风邪侵犯血脉，留而不去，酝酿而成，故称。属麻风病之一种类型。

③胕（fū）：古同"肤"，皮肤。

④䐜膜（fēn zhēn）：肿胀。

⑤瘴气：指南方山林中湿热蒸郁能致人疾病的有毒气体，多指是热带原始森林里动植物腐烂后生成的毒气。

风①狂

此病由于心血不足，又七情六欲损伤包络，或风邪客之，故发风狂，言语无伦，持刀上屋。

治法：先灌睡圣散，灸巨阙二三十壮，又灸心俞二穴各五壮，内服镇心丹②、定志丸③。此证有阳明脉盛而为热狂者，清凉可愈也；有暴折而难决为怒狂者，夺其食则已，治之以生铁落饮④，二证皆狂之实者也。然虚证常多，不可误治。设一差讹，害人反掌。有心血不足而病者，有肾水亏损而病者，有神志俱不足而病者，有因惊恐而病者，有因妄想而病者，是皆虚证，体察而治，斯无惑矣。

 治验

一人得风狂已五年，时发时止，百法不效。余为灌睡圣散三钱，先灸巨阙五十壮，醒时再服；又灸心俞五十壮，服镇心丹一料。余曰：病患已久，须大发一回方愈。后果大发一日，全好。

一妇人产后得此证，亦如前灸服姜附汤而愈。

 注释

①风：通"疯"。

②镇心丹：出自《小儿卫生总微论方》，由铁粉、煅蛇黄、煅代赭石、马勃、麝香组成。

③定志丸：出自《千金翼方》，由人参、茯苓、远志、石菖蒲、蜂

蜜组成。

④生铁落饮：出自《医学心悟》，由生铁落、天冬、麦冬、贝母、胆南星、橘红、远志肉、石菖蒲、连翘、茯苓、茯神、玄参、钩藤、丹参、朱砂组成。

狂病的表现

患狂病的人一般是在精神方面受到过强烈的刺激。但他们刚开始的表现往往是比较消极，而后才走向另一个极端。所以治疗的原则是通过针刺泄去体内的邪气。下图所示为一个患有狂病的人夸张的行为。

口眼㖞斜

此因贼风①入舍②于阳明之经，其脉挟口环唇，遇风气则经脉牵急，又风入手太阳经亦有此证。

治法：当灸地仓穴二十壮，艾炷如小麦粒大。左㖞灸左，右㖞灸右，后服八风散③，三五七散，一月全安。此证非中风兼证之口眼㖞斜，乃身无他苦而单现此者，是贼风之客也，然有筋脉之异，伤筋则痛，伤脉则无痛，稍有差别，治法相同。

注释

①贼风：又称为虚邪贼风，也可称之为虚风，泛指自然界不正常的气候。

②入舍：侵入。

③八风散：出自《太平惠民和剂局方》，由藿香、白芷、前胡、黄芪、甘草、人参、羌活、防风组成。

八风散

藿香 ＋ 白芷 ＋ 前胡 ＋ 黄芪

甘草 ＋ 人参 ＋ 羌活 ＋ 防风

破伤风

凡疮口或金刃破处，宜先贴膏药以御风，不然致风气入内，则成破伤风。此证最急，须早治，迟则不救。若初得此时，风客太阳经，令人牙关紧急，四肢反张，项背强直，急服金华散[1]，连进二三服，汗出即愈。若救迟则危笃，额上自汗，速灸关元三百壮可保，若真气脱，虽灸无用矣。此证所患甚微，为害甚大，虽一毛孔之伤，有关性命之急。一人因拔髭[2]一茎，忽然肿起不食。有友人询余，余曰：此破伤风也，速灸为妙。疡医认作髭疔，治以寒凉，不数日发痉而死。

注释

①金华散：出自《幼幼新书》，由郁金、皂荚、天竺黄、煅芒硝、炙甘草、朱砂组成。

②髭（zī）：嘴周围的胡子。

金华散

郁金 + 皂荚 + 天竺黄 + 煅芒硝 + 炙甘草 + 朱砂

洗头风

凡人沐头后，或犯房事，或当风取凉，致贼风客入太阳经，或风府穴，令人卒仆，口牙皆紧，四肢反张。

急服姜附汤，甚者灸石门穴三十壮。此证若无房事之伤，焉至于此，慎之！慎之！

牙槽风

凡牙齿以刀针挑之，致牙根空露，为风邪所乘，令人齿龋。急者溃烂于顷刻，急服姜附汤，甚者灸石门穴。肾主骨，齿乃骨之余，破伤宣露①，风邪直袭肾经，致溃烂于俄顷②，舍姜附而用寒凉为变，可胜道哉。

注释

①宣露：显露，外露。
②俄顷：片刻，很短的时间。

水肿

此证由脾胃素弱，为饮食冷物所伤，或因病服攻克凉药，损伤脾气，致不能通行水道，故流入四肢百骸①，令人遍身浮肿，小便反涩，大便反泄，此病最重，世医皆用利水消肿之药，乃速其毙也。

治法：先灸命关二百壮，服延寿丹、金液丹，或草神丹，甚者姜附汤，五七日病减，小便长，大便实或润，能饮食为效。唯吃白粥，一月后，吃饼面无妨，须常服金液丹，来复丹，永瘥。若曾服芫花、大戟通利之药，损其元气或元气已脱则不可治，虽灸亦无用矣。若灸后疮中出水或虽服丹药而小便不通，皆真元已脱，不可治也，脉弦大者易治，沉细者难痊。

治验

一人四肢皆肿，气促，食则胀闷，只吃稀粥。余令日服金液丹百粒，至四日觉大便滑，再二日，乃令吃面食亦不妨，盖治之早也。

一妇人病面脚皆肿，饮食减少，世医皆作血虚治之，不效。余曰非血病，乃脾胃虚也，令日服延寿丹十粒、全真丹五十粒，至十日觉大便滑病愈。

俞翰林母七旬余，平日患咳喘痰红，常服滋阴凉润之剂，秋月忽患水肿，喘急难卧，日渐肿胀，饮食少进，进则气急欲死，诸医用药无效，乃延予治。占脉弦大而急，按之益劲而空。予曰：此三焦火气虚惫，不能归根，而浮于外，水随气奔，致充郛郭②而溢皮腠，必须重温叺化，否则不救。彼云：吾素内热，不服温补，片姜入口，痰即带红，先生所论故是，第恐热药不相宜也。予曰：有是病，服是药，成见难执。且占脉繁大，太阳已无根，无根即脱矣，此皆平日久服寒凉所致，若再舍温补不用，恐无生理，请辞。彼云：但不迫动血证，敢不从命。予以附桂姜黄十味，人参三钱，不三剂而腹有皱纹，八剂全消，饮食如故，又二剂，而全愈。痰喘吐红阳证竟不发矣。

一妇因子远出，瓮飧③不给，忧愁成病，变为水肿喘急，粥食不入者月余矣。友人见余，谈及此妇，乃谓予曰：肯做一好事否？予曰：既云好事焉敢违命。遂偕往。诊见其占脉欲绝，脐突腰圆，喘难着席，脾肾之败不可为矣。因处十味方，命服四剂，喘微定而肿渐消，觉思饮食，复诊其脉，微有起色，又四剂而肿消食进矣。嗟！嗟！若弃而不治，虽不由我而死，而实我杀之也，友人亦大快。

注释

①四肢百骸：人体的各个部分，泛指全身。

②郛郭（fú guō）：泛指城郭，外城，此处引申为人体的皮肤。

③瓮飧（wèng sūn）：瓮：一种盛东西的陶器，腹部较大。飧：指晚饭，亦泛指熟食，饭食。

臌胀①

此病之源，与水肿同，皆因脾气虚衰而致，或因他病攻损胃气致难运化，而肿大如鼓也。病本易治，皆由方书多用利药，病患又喜于速效，以致轻者变重，重者变危，甚致害人。

黄帝正法：先灸命关百壮，固住脾气，灸至五十壮，便觉小便长，气下降。再灸关元三百壮，以保肾气，五日内便安。服金液丹、草神丹，减后，只许吃白粥，或羊肉汁泡蒸饼食之。瘥后常服全真丹、来复丹。凡臌胀脉弦紧易治，沉细难瘥。此病若带四肢肿者，治之于早尚可奏功，若单腹胀而更青筋浮露者难治。苟能②看破一切，视世事如浮云，置此身于度外，方保无虞，次则慎起居，节饮食，远房帏③，戒嗔性，重温急补，十中可救二三。先生之丹艾，用之得宜，其庶几乎。

一人因饮冷酒吃生菜成泄泻，服寒凉药，反伤脾气，致腹胀。命灸关元三百壮，当日小便长，有下气，又服保元丹半斤，十日即愈，再服全真丹永不发矣。

几种胀病的区别	
病名	症状
水胀	眼睑微肿，颈动脉搏动明显，常咳，两大腿内侧感觉寒凉，足胫部肿胀，腹部胀大
肤胀	腹胀，叩击时有鼓音，全身上下肿胀，皮厚
膨胀	腹胀，全身肿大，颜色苍黄，腹部青筋暴起
肠覃	卫气不能正常运营而积聚，病恶的邪气产生，并生成息肉
石瘕	子门闭塞，月经不能按时来潮

①臌胀：中医病名。是指腹部胀大如鼓的一类病证，临床以腹大胀满，绷急如鼓，皮色苍黄，脉络显露为特征，故又名鼓胀。基本病机为肝脾肾受损，气滞、血瘀、水停腹中。

②苟能：假使能够。

③房帏：亦作"房闱"，寝室、闺房。此处借指夫妻间的情爱、性爱。

暴注

凡人腹下有水声，当即服丹药，不然变脾泄①，害人最速。暴注②之病，由暑月食生冷太过，损其脾气，故暴注下泄，不早治，三五日泻脱元气。方书多作寻常治之，河间又以为火，用凉药，每害人性命。

治法：当服金液丹、草神丹、霹雳汤、姜附汤皆可，若危笃者，灸命关二百壮可保，若灸迟则肠开洞泄③而死。脾泄之病世人轻忽，时医亦藐视之，而不知伤人最速。盐商薛汝良，午间注泄，晡时④即厥冷不禁，及余诊示已黄昏矣，两手脉皆绝，予曰病已失守，不可为矣。速灸关元，重投参附，竟不能救，先生之论，诚非谬也。

一人患暴注，因忧思伤脾也，服金液丹、霹雳汤不效，盖伤之深耳。灸命关二百壮，大便始长，服草神丹而愈。

①脾泄：又名脾泻，指饮食或寒湿伤脾，引致脾虚泄泻。

②暴注：是指发病突然，以排便次数剧增，泻下急迫为特征的急性病证。

③洞泄：指湿盛伤脾的泄泻。

④晡时：即申时，又名日铺、夕食等（即下午3时正至下午5时正）。

休息痢

痢因暑月食冷，及湿热太过，损伤脾胃而致。若伤气则成白痢①，服如圣饼、全真丹、金液丹亦可；若伤血则成赤痢②，服阿胶丸③、黄芩芍药汤。初起腹痛者，亦服如圣饼，下积血而愈，此其轻者也；若下五色鱼脑，延绵日久，饮食不进者，此休息痢也，最重，不早治，十日半月，害人性命。

治法：先灸命关二百壮，服草神丹、霹雳汤三日便愈，过服寒凉下药必死。痢至休息无已者，非处治之差，即调理之误，或饮食之过，所以止作频仍，延绵不已，然欲使其竟止亦颇费手。有肺气虚陷者，有肾阴不足者，有脾肾两亏者，有经脉内陷者，有肝木乘脾者，有腐秽不清者，有固涩太早者，有三焦失运者，有湿热伤脾者，有生阳不足者，有孤阴注下者，有暑毒未清者，有阴积肠盅④者，有风邪陷入者，一一体察，得其病情，审治的当，自能应手取效。

治验

一人病休息痢已半年，元气将脱，六脉将绝，十分危笃。余为灸命关三百壮，关元三百壮，六脉已平，痢已止，两胁刺痛，再服草神丹、霹雳汤方愈，一月后大便二日一次矣。

一人病休息痢，余令灸命关二百壮病愈。二日，变泄下，一时五七次，令服霹雳汤二服，立止。后四肢浮肿，乃脾虚欲成水胀⑤也，又灸关元二百壮，服金液丹十两，一月而愈。

①白痢：病名。痢疾便下白色黏冻或脓液者，古称白滞痢。
②赤痢：中医称大便中带血不带脓的痢疾。《诸病源候论·痢病诸候》："热乘于血，则流渗入肠，与痢相杂下，故为赤痢。"
③阿胶丸：出自《妇人大全良方》，由阿胶、赤石脂、续断、川芎、当归、甘草、丹参、龙骨、鹿茸、乌贼骨、鳖甲组成。
④肠蛊：即肠蛊痢，指痢下赤白或纯下瘀血而连年不愈者。
⑤水胀：胀病之一，胀满而兼见面目四肢俱肿，或怔忡喘息。

阿胶丸

内伤①

由饮食失节,损其脾气,轻则头晕发热,四肢无力,不思饮食,脉沉而紧,服来复、全真及平胃散;重者六脉浮紧,头痛发热,吐逆、心下痞,服荜澄茄散、来复、全真而愈。若被庸医转下凉药,重损脾气,变生他病,成虚劳、臌胀、泄泻等证,急灸中脘五十壮,关元百壮,可保全生,若服凉药速死。内伤之证,饮食其一端也,又有劳倦郁怒,忧悲思虑,喜乐惊恐,恶忿奇愁,皆由七情不从次入,直伤五脏,更有由房室跌扑而成内伤者,临证之工,不可不察。

注释

①内伤:泛指内损脏气的致病因素,如七情不节、饮食饥饱、房事过度等等。

霍乱

霍乱由于外感风寒,内伤生冷,致阴阳交错,变成吐泻,初起服珍珠散二钱即愈,或金液丹百粒亦愈。如寒气入腹,搏于筋脉,致筋抽转,即以瓦片烧热,纸裹烙筋转处,立愈。若吐泻后,胃气大损,六脉沉细,四肢厥冷,乃真阳欲脱。灸中脘五十壮,关元三百壮,六脉复生,不灸则死也。霍乱之证,三焦失运,中土受伤。一时心疼腹痛,吐利频作,挥霍缭乱,烦剧不宁。大法温其三焦,调其中土,一剂可愈。至若厥冷无脉,非重用温补不可,否则转筋入腹而死。近世时医不云中暑,即言痧发,禁用官料,竟事凉冰,刺其廉英,针其曲泽,必大泄其血,不知脾胃受伤,中焦之荣血已竭,而复大泄之,譬①下井而投以石也。此种医人岂顾人命，真野狼心虎腹人耶！存救人之心者，当须体察。

注释

①譬（pì）：譬如，好像。

曲泽

● 精准定位 在肘前区，肘横纹上，肱二头肌腱的尺侧缘凹陷中。

● 简便取穴 肘微弯，肘弯里可摸到一条大筋，内侧横纹上可触及凹陷处即是。

暑月伤食泄泻

凡暑月①饮食生冷太过，伤人六腑。伤胃则注下暴泄；伤脾则滑泄，米谷不化；伤大肠则泻白，肠中痛，皆宜服金液丹、霹雳汤，三日而愈。不愈则成脾泄，急灸神阙百壮。神阙恐是命关之误。《难经》②虽言五泄，不传治法，凡一应泄泻，皆根据此法治之。

治验

一女人因泄泻发狂言，六脉紧数，乃胃中积热也。询其丈夫，因吃胡椒、生姜太多，以致泄泻，五日后发狂言，令服黄芩知母汤而愈。平日恣啖炙爆，喜食椒姜，胃中积热者，有此一证，临证自明，然亦希遇。更有泻脱津液，致舌苔干燥，发热神昏，谵妄不宁者，此脾胃大虚，法当温补，若用寒凉，虚脱立见。

①暑月：亦称夏月，约相当于农历六月前后小暑、大暑之时。
②《难经》：原名《黄帝八十一难经》，又称《八十一难》，是中医现存较早的经典著作，相传为扁鹊所著。全书共八十一难，采用问答方式，探讨和论述了中医的一些理论问题，内容包括脉诊、经络、脏腑、阴阳、病因、病机、营卫、腧穴、针刺、病证等方面。

痢疾

凡人多食生冷，湿热伤其脾胃，致成痢疾①。初起服如圣饼子，下积而愈；若无大便，止下赤脓者，乃胃有大热伤血也，宜当归芍药汤、阿胶汤；若下白脓者，乃饮食冷物伤大肠也，服桃花汤、全真丹而愈；若腹痛发热昏睡，六脉洪数，纯泄赤脓，乃热气滞于肠胃也，名疳蛊痢，亦有错服热药而得者，服黄连丸②，甚者大通散。痢疾固当化积清热，香连、承气等方，用果得宜，何尝不应手而愈？若涉脾胃虚寒，经脉内陷，三焦失运而致者，又不可不以温补为要也。盖热药之误，易于转手，凉药之误，救治殊难。虚衷以应，临证误人自少。

①痢疾：中医病症名，是以痢下赤白脓血，腹痛，里急后重为临床特征。
②黄连丸：出自《外台秘要》，由黄连、茯苓、阿胶组成。

伤脾发潮热

此因饮食失节，损及脾胃，致元气虚脱，令头昏脚弱，四肢倦怠，心下痞闷，午后发热，乃元气下入阴分也，服全真丹、荜澄茄散，三月而愈。若服滋阴降火凉药，其病转甚，若俗医用下药，致病危笃，六脉沉细，灸中脘五十壮，关元一百壮，可保，迟则脾气衰脱而死。庸医于此证，不知误杀天下多少苍生，而小儿为甚。午后发热，不曰潮热，便云阴虚；心下痞闷，不云食积，便云停痰。动辄寒凉，恣行①消克，大人变为虚脱，小儿转为脾风②，而犹曰风暑难清，痰热为害，及至垂毙，医者云人力已竭，病家云天数难挽，至死不悟，良可悲哉。

①恣行（zì xíng）：任意而行，横行。
②脾风：即慢惊风的脾肾阳衰证，阳虚极而生内风，为虚极之候、纯阴之症，又名慢脾风、虚风。症见闭目摇头，面唇发青发黯，额上汗出，四肢厥冷，手足微搐，气弱神微，昏睡不语，舌短声哑，呕吐清水等。

呕吐反胃

凡饮食失节，冷物伤脾，胃虽纳受，而脾不能运，故作吐，宜二圣散、草神丹，或金液丹。若伤之最重，再兼六欲七情有损者，则饮蓄于中焦，令人朝食暮吐，名曰番胃，乃脾气太虚，不能健运也，治迟则伤人。若用攻克，重伤元气立死，须灸左命关二百壮，服草神丹而愈，若服他药则不救。呕吐一证，先当审其所因，轻者二陈、平胃、藿香正气一剂可定；虚者六君、理中亦易为力；唯重者，一时暴吐，厥逆汗出，稍失提防，躁脱而死，不可不知。至于番胃，虽属缓证，治颇棘手，惟在医者细心，病患谨摄，治以丹艾，庶可获全，不然生者少矣。

痞闷

凡饮食冷物太过，脾胃被伤，则心下作痞，此为易治，宜全真丹一服全好，大抵伤胃则胸满，伤脾则腹胀。

腹胀者易治，宜草神丹、金液、全真、来复等皆可服，寒甚者姜附汤。此证庸医多用下药，致一时变生，腹大水肿，急灸命关二百壮，以保性命，迟则难救。此证乃《内经》所谓阳蓄积病死之证，不可以误治也。若胀胀，所谓脏寒生满病是也，苟不重温，危亡立至。

一人因暑月食冷物，以致胸腹胀闷欲死，服金液丹百丸，少顷加全真丹百丸，即有气下降而愈。夏月伏阴在内，一切冷物在所禁食，若不慎而致伤者，不重剂温化，恶①得不变。

一小儿食生杏致伤脾，胀闷欲死，灸左命关二十壮即愈，又服全真丹五十丸。生杏在大人尚不可食，况小儿乎！温中药内入些少麝香为妙。

一人每饭后饮酒，伤其肺气，致胸膈作胀，气促欲死，服钟乳粉、五膈散而愈。若重者，灸中府穴亦好。服凉药则成中满难治矣。酒后吃饭，中气不伤，若饭后饮酒，清气浊乱，所以致胀。

一人慵懒，饮食即卧，致宿食结于中焦，不能饮食，四肢倦怠，令灸中脘五十壮，服分气丸、丁香丸即愈。修养书云：饭后徐徐行百步，自然食毒自消磨。食后即卧，食填中宫②，升降有乖，焉得不病。

注释

①恶：古同"乌"，疑问词，哪，何。
②中宫：中焦脾胃。

中暑

凡此病脉大而缓，其候饮食不减，起居如常，但时发烦热，渴饮无度，此暑证也，易治，知母散一服便愈。

若烦热困倦不食者，暑气伤胃也，服温中汤药即愈。若服香薷、六一寒凉等剂，冰损胃气，多致变疟痢泄泻诸证，慎之。若暑气客于心包络之经，令人谵言烦渴，欲饮冷水，小便秘涩，大便下赤水，当服阿胶丸、当归芍药汤而愈。若暑月饮食冷物，寒邪入客胃中，致腹中作痛，宜金液、草神、全真、来复等丹连二服便愈。若以凉药下之，变为中满脾泄。若元气虚，早间行路，冷气入腹，令人心肚作痛，宜服金液丹或来复丹。凡暑月人多食冷物，若常服金液、全真、来复、保元等丹，自然脾胃调和，饮食不伤，但少壮人须五日一次，恐热上攻眼目也。

中暑之证，原只寻常，苟渴饮无度，知母散可一服；若困倦不食，便当温中；设暑客于心包络，谵烦饮冷，溺涩便赤，清心凉血，皆一剂可愈者。若今之医家，将一切内伤虚寒之证，亦认为暑，恣用寒凉，朝夕靡已。及变阴深冷脱，犹云暑邪内攻，病势深重，难挽回矣。间遇明眼高手，投以参附，犹且从中阻挠。洎①投之有效，靦觍②颜支饰：我原欲转手，不谓渠意亦同。投之不效，谤言蜂起，一肩卸却，罪归参附。病家本不识病情，未免随之怨怅。嗟！嗟！此种医人，天良尽丧，予具热肠，常遭此辈谤累，因书此以志慨。

①洎（jì）：到，及。
②靦（miǎn）：露面见人之状。

暑月脾燥病

凡夏月冷物伤脾，又兼暑气客之，则成燥病，令人发热作渴不止，六脉弦大，乃火热伤肺而津液不能上输也，有脾胃之分。若发燥热而能食者，热在胃也，易治，服全真丹、荜澄茄散而愈。若发燥热不进饮食，四肢倦怠，热在脾也，为重，服金液、草神或来复等丹，五日而愈。如作暑治，下以凉药，热虽暂退，必变为中满、洞泄①诸证。暑月发热，务分虚实，六脉沉数，饮食如常者，为实热，服薄荷煎②而愈；若六脉弦紧，减食倦怠者，为虚热，大忌寒凉，宜全真、来复等丹而愈。夏月发热作渴，脉弦而大，谁肯不作暑治而不用寒凉者，不知暑热重蒸，耗人元气，元气既伤，未有不渴。冷物伤脾，荣乖③输灌；三焦失运，腠理不和，发热作渴，自所不免。且占脉弦大，弦则为减，大则为虚，体验果真，一温可解。今之医家，专尚香薷、青蒿、黄连、滑石等剂，变为泻泄，犹云协热。及至虚脱，全然不觉。此由脉理未明，误主作贼之误也。

凡夏月阴气在腹，又暑能伤人元气，更兼冰水冷物损其脾胃，皆不足证也。《局方》俱用香薷饮④、白虎、益元、黄连解毒等剂，重伤元气，轻则变疟痢、霍乱、泄泻等证，重则成虚劳、中满、注泻等证。余常以保元、来复、全真、金液、延寿、姜附汤等类治暑，百发百中，好生之士请尝试之。

注释

①洞泄：脾泄的别名。

②薄荷煎：出自《太平惠民和剂局方》，由冰片、薄荷、防风、川芎、砂仁、桔梗、炙甘草组成。

③乖：背离，违背。

④香薷饮：出自《太平惠民和剂局方》，由香薷、厚朴、白扁豆组成。

薄荷煎

冰片 + 薄荷 + 防风 + 川芎

砂仁 + 桔梗 + 炙甘草

两胁连心痛

此证由忧思恼怒，饮食生冷，醉饱入房，损其脾气，又伤肝气，故两胁作痛。庸医再用寒凉药，重伤其脾，致变大病，成中满、番胃而死。或因恼怒伤肝，又加青陈皮、枳壳实等重削其肝，致令四肢羸瘦，不进饮食而死。治之正法，若重者，六脉微弱，羸瘦，少饮食，此脾气将脱，急灸左命关二百壮，固住脾气则不死，后服金液、全真、来复等丹及荜澄茄散随证用之，自愈。此证古法，在左为肝木为病，瘀血不消，恼怒所伤；在右则为痰，为饮，为食积气滞，此皆标病易于治疗。若宗气有乘，虚里①作楚②，荣气③失调，脾络作痛，此非积渐温养不愈。至若两胁连心，痛处刀刺，此三阴受病，逆于膈肓之间，非重用温补不可。又肥气④、息贲⑤，此积在藏之募原⑥，若泥古方，专于剥削，未有不死者也。

注释

①虚里：指左乳下心尖搏动处，可以反映胃气的盛衰。
②作楚：酸楚。
③荣气：血气。
④肥气：古指肝积，五积病之一，表现为瘀血内积，新血不生。
⑤息贲：古指肺积，五积病之一，表现为右胁胀大，喘咳不已。
⑥募原：泛指膈间及肠胃之外脂膜的部位。

消渴

　　此病由心肺气虚，多食生冷，冰脱肺气，或色欲过度，重伤于肾，致津不得上荣而成消渴。盖肾脉贯咽喉，系舌本，若肾水枯涸，不能上荣于口，令人多饮而小便反少，方书作热治之，损其肾元，误人甚多。正书，春灸气海三百壮，秋灸关元二百壮，日服延寿丹十丸，二月之后，肾气复生。若服降火药，临时有效，日久肺气渐损，肾气渐衰，变成虚劳而死矣。此证大忌酒色，生冷硬物。若脾气有余，肾气不足，则成消中①病，脾实有火，故善食而消，肾气不足，故下部少力，或小便如疳。孙思邈作三焦积热而用凉药，损人不少。盖脾虽有热，而凉药泻之，热未去而脾先伤败。正法先灸关元二百壮，服金液丹一斤而愈。消渴虽有上中下之分，总由于损耗津液所致。盖肾为津液之原，脾为津液之本，本原亏而消渴之证从此致矣。上消②者，《素问》谓之膈消，渴而多饮，小便频数。中消者《素问》谓之消中，消谷善饥，身体消瘦。下消③者，《素问》谓之肺消，渴而便数有膏。饮一溲二；后人又谓之肾消，肾消之证则已重矣。若脉微而涩或细小，身体瘦瘁，溺出味甘者，皆不治之症也。大法以救津液，壮水火为生。

一人频饮水而渴不止，余曰：君病是消渴也，乃脾肺气虚，非内热也。其人曰，前服凉药六剂，热虽退而渴不止，觉胸胁气痞④而喘。余曰：前证止伤脾肺，因凉药复损元气，故不能健运而水停心下也。急灸关元、气海各三百壮，服四神丹，六十日津液复生。方书皆作三焦猛热，下以凉药，杀人甚于刀剑，慎之。津液受伤，不惟消渴，亦兼杂病，而误用寒凉者不少，时医以此杀人，而人不悟奈何。

①消中：即中消，是消渴病根据病位、病机及症状之不同之称谓，消中属胃热而名中消。中消又称脾消或脾瘅。其证多食善饥，口干饮水，大便硬，小便如泔。

②上消：为消渴之一，以饮水多而饮食、小便相对偏少的症候。

③下消：为消渴之一，多由肾水亏竭，蒸化失常所致。

④气痞：证见腹皮里微痛，心下痞满，不思饮食。

着恼病

此证方书多不载，人莫能辨，或先富后贫，先贵后贱，及暴忧暴怒，皆伤人五脏。多思则伤脾，多忧则伤肺，多怒则伤肝，多欲则伤心，至于忧时加食则伤胃。方书虽载内因，不立方法，后人遇此皆如虚证治之，损人性命。其证若伤肝脾则泄泻不止，伤胃则昏不省人事，伤肾则成痨瘵，伤肝则失血筋挛，伤肺则咯血吐痰，伤心则颠冒①，当先服姜附汤以散邪，后服金液丹以保脾胃，再详其证而灸之。若脾虚灸中府穴各二百壮，肾虚灸关元穴三百壮，二经若实，自然不死。后服延寿丹，或多服金液丹而愈，凉药服多，重损元气则死。此证皆因七情②所伤，五志③之过，审其所因而调治之，庶无失误。

一人年十五，因大忧大恼，却转脾虚，庸医用五苓散④及青皮、枳壳等药，遂致饮食不进，胸中作闷。余令灸命关二百壮，饮食渐进，灸关元五百壮，服姜附汤一二剂，金液丹二斤方愈，方书混作劳损，用温平小药误人不少，悲夫！大忧恼而得脾泄，医用五苓、青皮、枳壳，变尚如此，近有六脉虚脱，脾肾败坏，犹云不妨而用此药者，又庸医中之厮隶⑤也。

①颠冒：眩晕。
②七情：即喜、怒、忧、思、悲、恐、惊等七种情志活动。
③五志：即怒、喜、思、悲、恐五种情志变化，五志与五脏的对应关系为心志为喜，肝志为怒，脾志为思，肺志为忧，肾志为恐。

④五苓散：出自《伤寒论》，由猪苓、茯苓、白术、泽泻、桂枝组成。

⑤厮隶：即厮役，指受人使唤的奴仆。此处引申为庸医中最低劣者。

五苓散

猪苓　茯苓　白术　泽泻　桂枝

头晕

此证因冷痰聚于脑，又感风寒，故积而不散，令人头旋眼晕，呕吐痰涎，老年人宜服附子半夏汤，少壮人宜服半夏生姜汤。若用凉剂则临时有效，痰愈凝而愈固，难以速效矣。此即所谓头风①证，故有冷痰聚脑，又感风寒之说，若头晕则纯属于虚，盖肝虚则血不上荣，肺虚则清阳不运，肾虚则厥成颠疾，心虚则火炎浮越。夫风虚痰火，间或有之，至于头风虚证不少，不可不知。

治验

一人头风，发则旋晕呕吐，数日不食。余为针风府穴，向左耳入三寸，去来留十三呼②，病患头内觉麻热，方令吸气出针，服附子半夏汤永不发。华佗针曹操头风，亦针此穴立愈。但此穴入针，人即昏倒，其法向左耳横下针，则不伤大筋，而无晕，乃《千金》妙法也。此针法奇妙，须与高手针家议③之，方得无误。

一人起居如常，但时发头痛，此宿食在胃脘也，服丁香丸十粒而愈。

①头风：经久难愈之头痛。

②呼：此处指往外出气，与"吸"相对。

③议：请教，学习。

厥证

《素问》云：五络俱绝，形无所知，其状若尸，名为尸厥。由忧思惊恐，致胃气虚闭于中焦，不得上升下降，故昏冒①强直②，当灸中脘五十壮即愈。此证妇人多有之，小儿急慢惊风亦是此证，用药无效，若用吐痰下痰药即死，惟灸此穴，可保无虞。令服来复丹、荜澄茄散而愈。厥证《经》言详矣。尸厥不过厥证之一端，外有血厥③、痰厥④、蛔厥⑤、薄厥⑥，总皆根气下虚之证，所谓少阴不至者厥也，又云内夺而厥，则为瘖痱⑦，此肾虚也。

一妇人产后发昏，二目滞涩，面上发麻，牙关紧急，二手拘挛，余曰：此胃气闭也。胃脉挟口环唇，出于齿缝，故见此证。令灸中脘穴五十壮，即日而愈。产后血厥，仓公白薇散。

一妇人时时死去已二日矣，凡医作风治之不效，灸中脘五十壮即愈。

注释

①昏冒：昏迷不醒。

②强直：僵硬不能随意转动屈伸。

③血厥：厥证之一，指因失血过多或暴怒气逆，血郁于上而引起的昏厥重证。

④痰厥：厥证之一，指因痰盛气闭而引起四肢厥冷，甚至昏厥的病症。

⑤煎厥：厥证之一，指内热消烁阴液而出现昏厥的病症。

⑥薄厥：厥证之一，是指由于精神刺激，可使阳气急亢，血随气逆，致使血液郁积于头部，发生卒然昏厥的病症。

⑦瘖痱（yīn féi）：风病的一种，舌强不能说话，四肢不能动作。

⑧白薇散：出自《世医得效方》，由白薇、川芎、熟地黄、桂心、牡丹皮、炙甘草、当归、泽兰、苍术、芍药组成。

白薇散

白薇 ＋ 川芎 ＋ 熟地黄 ＋ 桂心 ＋ 牡丹皮

炙甘草 ＋ 当归 ＋ 泽兰 ＋ 苍术 ＋ 芍药

尸厥病的形成与治疗

尸厥病是人体经脉经气衰竭，导致身体麻木失去知觉的状态。这主要是由于络于耳内的五条经脉的络脉经气衰竭所致。治疗时应针刺下图右侧标示的穴位。

此五条络脉的经气衰竭了，会使人全身的经脉受到影响，形体麻木失去知觉，形成尸厥病。

五条经脉的络脉皆络于耳内，并向上连着左额角部位。

足阳明胃经
足太阴脾经
手太阴肺经
足少阴肾经
手少阴心经

涌泉穴

少商穴

隐白穴
厉兑穴

气脱

少年酒色太过,脾肾气虚,忽然脱气而死,急灸关元五百壮,服霹雳汤、姜附汤、金液丹久久而愈。此证须早治,迟则元气亦脱,灸亦无及矣。更有血脱、神脱、精脱、津脱、液脱,若汗脱即津液脱也。

死脉见

此由少年七情六欲所损,故致晚年真气虚衰,死脉①见于两手,或十动一止,或二十动一止,皆不出三年而死。又若屋漏②、雀啄③之类皆是死脉。灸关元五百壮,服延寿丹、保元丹六十日后,死脉方隐,此仙师不传之妙法也。雍正三年初冬,一董姓者,来求诊脉。其脉,或二动一止,或七动一止,或十二动,或十七动一止,此心绝脉也。仲冬④水旺,其何能生,出定参、芪、茸、附、河车、脐带、桂心、枣仁等方与之。服十剂,脉之歇止参差⑤,不似前之有定数矣,又十剂而歇止少矣,又十剂六脉如常矣。噫!不可谓药之无功也,且知治早,虽不用丹艾,亦有可生全者。

注释

①死脉:中医将无胃、无神、无根的脉象称之为真脏脉,是病邪深重,元气衰竭,胃气已败的征象,故又有败脉、绝脉、死脉、怪脉等称谓。

②屋漏:七怪脉之一。脉搏很久才跳动一次,且间歇时间不匀,慢而无力,如屋漏残水,良久一滴。多为胃气营卫将绝之候。

③雀啄:十怪脉之一。脉在筋肉间,连连急数,三五不调,止而复作,

如雀啄食之状。主脾气已绝。

④仲冬：也称中冬，对应农历十一月，包含大雪、冬至两个节气。

⑤参差（cēn cī）：长短、高低不齐。

腰痛

老年肾气衰，又兼风寒客之，腰髋髀①作痛，医作风痹②走痛，治用宣风散③、趁痛丸④，重竭真气，误人甚多。

正法服姜附汤散寒邪，或全真丹，灸关元百壮，则肾自坚牢，永不作痛，须服金液丹，以壮元阳，至老年不发。老年腰痛而作风气痹证治者，多致大害，即使风痹，重用温补亦能散去。

①髋髀（kuān bì）：胯骨与股骨。

②风痹：称"行痹"或"周痹"，俗称"走注"，痹证类型之一。指因风寒湿侵袭而引起的肢节疼痛或麻木的病症。

③宣风散：出自《小儿药证直诀》，由槟榔、陈皮、甘草、牵牛子组成。

④趁痛丸：出自《圣济总录》，由大戟、甘遂、白芥子组成。

中风人气虚中满

　　此由脾肾虚惫不能运化，故心腹胀满，又气不足，故行动则胸高而喘。切不可服利气及通快药，令人气愈虚，传为脾病，不可救矣。宜金液丹、全真丹，一月方愈。重者，灸命关、关元二百壮。肾虚则生气之原乏，脾虚则健运之力微，气虚中满之证作矣。又《内经》谓脏寒生满病，医人知此不行剥削，重剂温补，为变者少矣。

老人两胁痛

　　此由胃气虚积而不通，故胁下胀闷，切不可认为肝气，服削肝寒凉之药，以速其毙。服草神、金液十日，重者灸左食窦穴，一灸便有下气而愈，再灸关元百壮更佳。老人与病后及体虚人两胁作痛，悉宜以调理肝脾，更须察其兼证有无虚实，治颇不易。

一人脾气虚，好食冷物不消，常觉口中出败卵臭①，服草神丹即愈。若服全真、金液亦效。脾胃既为食所伤，不可再施消克，唯治以温化，则自健运矣。

一人脾气虚，致积气留于胁下，两肋常如流水，多服草神丹而愈。脾虚致积，当用温行，水流胁下，更仗温化。

①败卵臭：臭鸡蛋的味道。

由于肾气虚寒，凝积下焦①，服草神丹，灸气海穴自愈。此证《内经》论五脏皆有，而后人以病由于肝，先生言因肾气虚寒，愈不若丹艾之妙。

①下焦：人体部位名，系三焦之一，指下腹腔自胃下口至二阴部分。能分别清浊，渗入膀胱，排泄废料，其气主下行。

吞酸①

凡人至中年，脾气虚弱，又伤生冷硬物，不能营运，蕴积中焦，久之变为郁火、停痰，故令噫气，久则成中满、腹胀之证。须服草神丹、全真丹、金液丹皆可。吞酸为病虽微，致害非浅，苟不慎节饮食，戒谨房帏，久久无不变成臌胀。

①吞酸：胃内酸水上攻口腔、咽溢，不及吐出而下咽。

凡疟病由于暑月多吃冰水冷物，伤其脾胃，久而生痰，古今议论皆差，或指暑邪，或分六经，或云邪祟①，皆谬说也。但只有脾胃之分，胃疟易治，脾疟难调。或初起一日一发，或间日一发，乃阳明证也。清脾饮②、截疟丹皆可。若二三日一发，或午后发，绵延不止者，乃脾疟也。此证若作寻常治之，误人不少。正法当服全真、草神、四神等丹，若困重日久，肌肤渐瘦，饮食减少，此为最重，可灸左命关百壮，自愈。穷人艰于服药，只灸命关亦可愈。凡久疟止灸命关，下火便愈，实秘法也。脾疟原属正虚，治得其法，应手即愈，而世人竟尚柴胡，攻多补少，不知元气既虚，又拔其本，以致耽延时日，变端百出，先生灸法，实可宗主。

治验

一人病疟月余，发热未退，一医与白虎汤，热愈甚。余曰：公病脾气大虚，而服寒凉，恐伤脾胃。病患云：不服凉药，热何时得退。余曰：《内经》云疟之始发，其寒也，烈火不能止；其热也，冰水不能遏。当是时，良工不能措其手，且扶元气，待其自衰。公元气大虚，服凉剂退火，吾恐热未去，而元气脱矣。因为之灸命关，才五七壮，胁中有气下降，三十壮全愈。久疟而用白虎，真所谓盲人说瞎话也。缪仲淳[3]一代名医，论多出此，窃所未解。予观《广笔记》，疑其所学，全无巴鼻[4]，至于《本草经疏》，设立许多禁忌，令后人疑信相半，不敢轻用，为患匪细。

注释

①邪祟：旧指作祟害人的鬼怪。

②清脾饮：出自《胎产秘书》，由白术、茯苓、知母、青皮、厚朴、黄芩、甘草组成。

③缪仲淳（1546—1627）：名希雍，字仲淳，明代名医，有《先醒斋广笔记》《本草经疏》《本草单方》等著作。

④巴鼻：来源，依据。

	疟疾				
	正疟	寒疟	温疟	瘅疟	劳疟
病症	寒战壮热，休作有时	先恶寒后发热	先发热后恶寒	只发热而不恶寒	微寒微热，气虚多汗，饮食少进，或停止发作后遇劳即发
病理	体内阳盛而受疟邪	夏天感受了寒邪，秋天又感受了风邪	先感受了风邪，后又感受寒邪	体内阴气败竭而阳气独胜	因疟疾日久而使身体虚弱，或因多病劳损，气血两虚所致
治疗原则	祛邪截疟，和解表里	辛温祛邪，和解表里	清热解表，和解祛邪	清热生津	益气养血，扶正祛邪

清脾饮：白术 + 茯苓 + 知母 + 青皮 + 厚朴 + 黄芩 + 甘草

胃疟

《素问》论疟而无治法，《千金》虽传治法，试之无效。凡人暑月过啖冷物，轻则伤胃，重则伤脾。若初起先寒后热，一日一发，乃胃疟也，易治。或吐，或下，不过十日而愈。扁鹊正法，服四神丹，甚者灸中脘穴三十壮愈。此证感浅病轻，人多忽略。雍正三年，秋冬之交，人皆病此，重剂温补，或可幸免，投药少瘥，立见冰脱。用清解小柴胡者，皆不能起，宁绐之人，死者比比，以其溺①用寒凉，虽一误再误，而终不悟也。

注释

①溺：沉迷不悟，过分。

邪祟

此证皆由元气虚弱，或下元虚惫，忧恐太过，损伤心气，致鬼邪乘虚而入，令人昏迷，与鬼交通。当服睡圣散，灸巨阙穴二百壮，鬼气自灭，服姜附汤而愈。邪祟乌能着人，人自着之耳。果立身正直，心地光明，不负君亲，无惭屋漏，鬼神钦敬不遑，何邪祟之敢乘哉，惟其阴幽偏颇，卑惵①昏柔之辈，多能感此，有似邪祟之附着，究非邪祟也。盖由人之脏气受伤而神魂失守。故肝脏伤则意不宁，而白衣人来搏击；心脏伤则神不安，而黑衣人来毁伤；脾脏伤则意有不存，而青衣人来殴辱；肺脏伤则魄不守，而红衣人来凌铄②；肾脏伤则志多犹疑，而黄衣人来斥辱。此皆神气受伤，以致妄有闻见，不觉其见乎四体，发乎语言，而若有邪祟所附也。正法惟有安其神魂，定其志魄，审其何脏之虚而补之，何脏之乘③而制之可也。

治验

一妇人因心气不足，夜夜有少年人附着其体，诊六脉皆无病，余令灸上脘穴五十壮。至夜鬼来，离床五尺不能近，服姜附汤、镇心丹五日而愈。

一贵人妻为鬼所着，百法不效。有一法师书天医符奏玉帝亦不效。余令服睡圣散三钱，灸巨阙穴五十壮，又灸石门穴三百壮，至二百壮，病患开眼如故，服姜附汤、镇心丹五日而愈。

一妇人病虚劳，真气将脱，为鬼所着，余用大艾火灸关元，彼难忍痛，乃令服睡圣散三钱，复灸至一百五十壮而醒。又服又灸，至三百壮，鬼邪去，劳病亦瘥。

①卑慄（dié）：自怯畏惧之状。

②凌轹（líng lì）：欺凌毁损。

③乘：是指五脏中一脏对其所胜的过度制约或克制。即木（肝）乘土（脾），土（脾）乘水（肾），水（肾）乘火（心），火（心）乘金（肺），金（肺）乘木（肝）。

五行的生克乘侮

五行学说认为宇宙由木、火、水、土、金五种最基本的物质构成，并以五行之间的相生相克规律来认识世界，解释和探求自然规律。

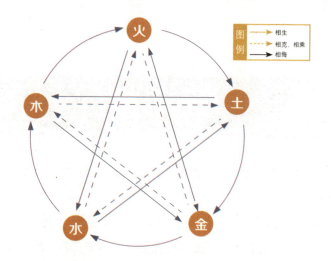

相生	木生火，火生土，土生金，金生水，水生木。
相克	木克土，土克水，水克火，火克金，金克木。（五行中的一行对另一行克制太过）
相乘	木乘土，土乘水，水乘火，火乘金，金乘木。
相侮	木侮金，金侮火，火侮水，水侮土，土侮木。（五行中的一行对克己者反克）

怔忡

凡忧思太过，心血耗散，生冷硬物损伤脾胃，致阴阳不得升降，结于中焦，令人心下恍惚①，当以来复丹、金液丹、荜澄茄散治之。若心血少者，须用独骸大丹，次则延寿丹亦可。忧思之伤，怔忡之本证；饮食之伤，怔忡之兼证，微有虚实之殊。审证施治，自然无误。

①恍惚：神思不定，迷乱无主之证。

心痛

皆由郁火停痰而作，饮食生冷填于阳明、太阴分野，亦能作病，宜全真丹。若胃口寒甚，全真丹或姜附汤不愈，灸中脘七十壮。若脾心痛发而欲死，六脉尚有者，急灸左命关五十壮而苏，内服来复丹、荜澄茄散。若时痛时止，吐清水者，乃蛔攻心包络也，服安虫散。若卒心痛，六脉沉微，汗出不止，爪甲青，足冷过膝，乃真心痛①也，不治。心为一身之主宰，一毫不可犯，处正无偏，岂宜受病。凡痛非心痛，乃心之包络痛与脾痛、胃痛、膈痛耳。审其所因、所客，或气、或痰，虽有九种之分、虚实之异、大概虚者为多，属实者间亦有之，审察而治，庶无差错。

注释

①真心痛：是胸痹进一步发展的严重病证，其特点为剧烈而持久的胸骨后疼痛，伴心悸、水肿、肢冷、喘促、汗出、面色苍白等症状，甚至危及生命。

痹病

风寒湿三气合而为痹，走着疼痛，或臂腰足膝拘挛，两肘牵急，乃寒邪凑于分肉之间也，方书谓之白虎历节风①。治法于痛处灸五十壮，自愈，汤药不效，惟此法最速。若轻者不必灸，用草乌末二两，白面二钱，醋调熬成稀糊，摊白布上，乘热贴患处，一宿而愈。痹者，气血凝闭而不行，留滞于五脏之外，合而为病。又邪入于阴则为痹，故凡治痹，非温不可，方书皆作实治，然属虚者亦颇不少。

注释

①白虎历节风：指四肢关节疼痛，不能屈伸的疾病。

痹证的病因与三痹证的成因

神疑病

凡人至中年，天数自然虚衰，或加妄想忧思，或为功名失志，以致心血大耗，痴醉不治，渐至精气耗尽而死，当灸关元穴三百壮，服延寿丹一斤。此证寻常药饵皆不能治，惟灸艾及丹药可保无虞。此乃失志之证，有似痴景，或如神祟，自言自笑，神情若失，行步若听，非大遂其志不能愈，故愈者甚少。

治验

一小儿因观神戏受惊，时时悲啼如醉，不食已九十日，危甚，令灸巨阙五十壮，即知人事，曰：适间心上有如火滚下，即好。服镇心丸①而愈。惊则神无所倚，痰涎入客包络，宫城受伤，心不安宁，故肺气来乘，而虚火上蒸。灸法之妙，愈②于缓惊锭、抱龙丸③多矣。

一人功名不遂，神思不乐，饮食渐少，日夜昏默已半年矣，诸医不效。此病药不能治，令灸巨阙百壮、关元二百壮，病减半；令服醇酒一日三度，一月全安。盖醺酣忘其所慕也。失志不遂之病，非排遣性情不可，以灸法操其要，醉酒陶其情，此法妙极。

注释

①镇心丸：出自《魏氏家藏方》，由益智仁、煅龙骨、牡蛎、茯苓、龙齿组成。

②愈：胜过，超过。

③抱龙丸：出自《太平惠民和剂局方》，由雄黄、白石英、水牛角、麝香、朱砂、藿香、胆南星、牛黄、阿胶、金箔、银箔组成。

下注病

贫贱人久卧湿地，寒邪客于肾经，又兼下元虚损，寒湿下注，血脉凝滞，两腿粗肿，行步无力，渐至大如瓜瓠①。方书皆以消湿利水治之，损人甚多，令灸涌泉、三里、承山各五十壮即愈。俗名为木腿，形状怪异可畏，终身之疾，鲜有愈者，先生灸法，未知验否。

注释

①瓜瓠（hù）：泛指瓜类作物。

●精准定位
在足底，屈足卷趾时足心最凹陷中；约当足底第2、3趾蹼缘与足跟连线的前1/3与后2/3交点凹陷中。

●简便取穴
屈足卷趾，足底前1/3处可见有一凹陷处，按压有酸胀感处即是。

●精准定位
在小腿外侧，犊鼻下3寸，胫骨前嵴外1横指处，犊鼻与解溪连线上。

●简便取穴
坐位屈膝，取犊鼻穴，自犊鼻向下量4横指，按压有酸胀感。

承山
- 精准定位：在小腿后区，腓肠肌两肌腹与肌腱交角处。
- 简便取穴：直立，小腿用力，在小腿的后面正中可见一人字纹，其下尖角可触及一凹陷处即是。

脚气

下元虚损，又久立湿地，致寒湿之气，客于经脉，则双足肿痛，行步少力。又暑月冷水濯足①，亦成干脚气，发则连足心、腿腨，肿痛如火烙，或发热、恶寒。治法灸涌泉穴，则永去病根，若不灸，多服金液丹亦好。平常药临时有效，不能全除。其不能行步者，灸关元五十壮。大忌凉药，泄伤肾气，变为中满、腹胀而死。久患脚气人，湿气上攻，连两胁、腰腹、肩臂拘挛疼痛，乃肾经湿盛也。服宣风丸五十粒，微下而愈。然审果有是证者可服，若虚人断不可轻用。脚气壅疾，言邪气壅满于下，有似痹证之闭而不行。但此证发则上冲心胸，呕吐，烦闷，甚为危险，即《内经》所谓厥逆是也。轻者，疏通经脉，解散寒湿，调其阴阳，和其血气，亦易于治。如苏梗、腹皮、木瓜、槟榔、苍术、独活等药，皆可用也。其甚者憎寒、壮热、气逆②、呕吐、筋急入腹，闷乱欲绝，此邪冲入腹，危险更甚，非重用温化不可，如茱萸、姜附等药，宜皆用之。至如剥削过度，脉微欲绝，变成虚寒，往往不起，不可谓壅疾而不利于补也。

一人患脚气，两骱骨连腰，日夜痛不可忍，为灸涌泉穴五十壮，服金液丹五日全愈，此证有似痛痹。

一女人患脚气，忽手足遍身拘挛疼痛，六脉沉大，乃胃气盛也，服宣风丸三十粒，泄去而愈。此证须细审的确，方可用。

①濯（zhuó）足：本谓洗去脚污，此处指暑月冷水洗脚。

②气逆：指气机升降出入反常，应降不降，气机上逆，或横逆的病理变化。

足痿病

凡腰以下肾气主之，肾虚则下部无力，筋骨不用，可服金液丹，再灸关元穴，则肾气复长，自然能行动矣。

若肾气虚脱，虽灸无益。此证《内经》皆言五脏虚热，故后人有补阴、虎潜①、金刚②、地黄③等丸。东垣④又作湿热，而以潜行散⑤为治痿妙药，然不可泥⑥也。虚寒之证亦颇不少，临证审详，自有分晓。

一老人腰脚痛，不能行步，令灸关元三百壮，更服金液丹强健如前。

注释

①虎潜：即虎潜丸，出自《丹溪心法》，由虎胫骨（狗骨代）、陈皮、熟地黄、锁阳、龟甲、干姜、知母、黄柏、白芍组成。

②金刚：即金刚丸，出自《素问病机气宜保命集》，由萆薢、炒杜仲、肉苁蓉、菟丝子、猪腰子组成。

③地黄：即地黄丸，出自《小儿药证直诀》，由熟地黄、山茱萸、山药、泽泻、牡丹皮、茯苓组成。

④东垣：即李杲（1180—1251），字明之，自号东垣老人。中国医学史上"金元四大家"之一，是中医"脾胃学说"的创始人，他十分强调脾胃在人身的重要作用，因为在五行当中，脾胃属于中央土，因此他的学说也被称作"补土派"。

李东垣

⑤潜行散：出自《医学纲目》，由黄柏组成。

⑥泥：拘泥。

地黄丸：熟地黄 + 山茱萸 + 山药 + 泽泻 + 牡丹皮 + 茯苓

黄疸

暑月饮食冷物，损伤脾肾。脾主土，故见黄色，又脾气虚脱，浊气停于中焦，不得升降，故眼目遍身皆黄，六脉沉紧。宜服草神丹，及金液、全真、来复之类，重者灸食窦穴百壮，大忌寒凉。此证第一要审阴阳，阳黄必身色光明，脉来洪滑，善食发渴，此皆实证，清湿热，利小便可愈，若身热脉浮亦可发表。阴黄则身色晦暗，神思困倦，食少便溏。脉来无力，重用温补，则小便长而黄自退，若误作阳黄治之，为变非细。又一种胆黄①证，因大惊卒恐，胆伤而汁泄于外，为病最重，惟觉之早，而重用温补者，尚可挽回。

治验

一人遍身皆黄，小便赤色而涩，灸食窦穴五十壮，服姜附汤、全真丹而愈。

注释

①胆黄：指由于胆道受阻，使胆汁不能泄入肠道而瘀积入血，溢于肌肤。以右胁下疼痛、黄疸为主要表现的病症。

黑疸

由于脾肾二经，纵酒贪色则伤肾，寒饮则伤脾，故两目遍身皆黄黑色，小便赤少，时时肠鸣，四肢困倦，饮食减少，六脉弦紧，乃成肾痨[1]。急灸命关三百壮，服草神丹、延寿丹而愈，若服凉药必死。

①肾痨：即肾劳，因劳损伤肾所致的病症。证见腰痛，小便不利或有余沥，小腹满急、遗精、白浊、阴囊湿痒等。

老人气虚及妇人产后少血，致津液不行，不得通流，故大便常结。切忌行药，是重损其阴也。止服金液丹，久久自润，或润肠丸[1]亦可。又大小便主肾，肾开窍于二阴，能营运津液，若肾气虚则二便皆不通，亦服金液丹，肾气壮则大小便自利矣。有陈姓盐商，年七十六矣。春时患中风脱证，重剂参附二百余服，获瘥。至十月大便闭结不行，日登厕数十次，冷汗大出，面青肢厥。一马姓医，用滋补剂，入生大黄三钱。予深以为不可，戒之曰：老年脱后，幸参附救全，不能安养，过于思虑，以致津液枯竭，传送失宜。惟可助气滋津，佐以温化，自然流通，何事性急，以速其变。若一投大黄，往而不返，恐难于收功矣。姑忍二三日势当自解。病者怪予迟缓，口出怨咨之辞。至次日不得已，用人参二两，苁蓉一两，当归五钱，松柏仁各五钱，附子三钱，升麻四钱。煎服；外用绿矾一斤入圊桶[2]，以滚水冲入，扶其坐上，一刻而通。

注释

①润肠丸：出自《奇效良方》，由桃仁、羌活、大黄、当归、麻子仁组成。

②圊（qīng）桶：便溺器。圊：厕所。

溺血

凡膏粱人，火热内积，又多房劳①，真水既涸，致阴血不静，流入膀胱，从小便而出。可服延寿丹，甚者灸关元。若少壮人，只作火热治之，然在因病制宜。火热为积，实证也，一剂寒凉可解；房劳伤肾，虚证也，非温补不可。审证而治，大有分别。

注释

①房劳：又称房室伤，色欲伤，色劳。指性生活过度，耗伤肾精，肾之真阴元阳俱亏，是虚劳病因之一。

淋证

　　此由房事太过，肾气不足，致包络①凝滞，不能通行水道则成淋也，服槟榔汤、鹿茸丸②而愈。若包络闭涩，则精结成砂子，从茎中出，痛不可忍，可服保命丹，甚者灸关元。淋浊③之证，古人多用寒凉厘清通利之品，然初起则可，久而虚寒，又当从温补一法。

①包络：包围环绕之意，中医指周身脉络。
②鹿茸丸：出自《三因极一病证方论》，由嫩鹿茸、沉香、炮附子、当归、小茴香、菟丝子、胡芦巴、补骨脂组成。
③淋浊：淋者小便短数，淋漓不通。

肠澼下血

此由饮食失节，或大醉大饱，致肠胃横解①，久之冷积于大肠之间，致血不流通，随大便而出，病虽寻常，然有终身不愈者。庸医皆用凉药止血，故连绵不已。盖血愈止愈凝，非草木所能治也。正法：先灸神阙穴百壮，服金液丹十两，日久下白脓，乃病根除也。经云：阴络②伤则血内溢③，血内溢则后血④。治此之法，总在别其脉之强弱，色之鲜暗，该清、该温，愈亦不难。若不慎饮食，恣纵酒色，断不能愈矣。

注释

①横解（xiè）：纵弛不收。横，放纵；解，通懈，松弛、弛缓。

②阴络：指下部的、属里的络脉。

③血内溢：指体内胃肠道出血。

④后血：便血。

阴茎出脓

此由酒色过度，真气虚耗，故血化为脓，令人渐渐羸瘦，六脉沉细。当每日服金液丹、霹雳汤，外敷百花散。五六日，腹中微痛，大便滑，小便长。忌房事，犯之复作。若灸关元二百壮，则病根去矣。遗滑[①]淋浊[②]，无不由酒色之过，至于血出，可谓剧矣。又至化血为脓，则肾虚寒而精腐败，非温补不可。更须谨戒，若仍不慎，必致泄气而死。

①遗滑：遗精、滑精。
②淋浊：尿淋、尿浊。

此由膏粱饮酒太过，热积肠中，久则成痈，服当归建中汤自愈。若近肛门者，用针刺之，出脓血而愈。此证身皮甲错[②]，腹皮急胀如肿，甚者腹胀大，转有水声，或绕脐生疮，若脐间出脓者不治。大法以托补为主，若脓成破脐出而殒[③]。

①肠痈：痈疽之发肠部者。因饮食不节、湿热内阻，致败血浊气壅遏于阑门而成，以持续伴有阵发性加剧的右下腹痛、肌紧张、反跳痛为特征。

②身皮甲错：表皮干枯皱缩或粗糙不平。

③殒：死亡，丧身。

肠痔①

此由酒肉饮食太过，致经脉解而不收，故肠裂而为痔。服金液丹可愈，外取鼠腐虫是鼠妇虫②十枚，研烂摊纸上贴之，少刻痛止。若老人患此，须灸关元二百壮，不然肾气虚，毒气下注，则难用药也。凡系咳嗽吐血后，大肠并肺虚极，而热陷于大肠，多难收功，若专于治痔，而固顾本原，未有不致毙者。

注释

①肠痔：即因肛门周围因痈疽形成周围脓肿，并由此而伴有恶寒发热者。

②鼠腐虫：即鼠妇虫，又名潮湿虫、潮虫、地虱婆等，为卷甲虫科动物平甲虫或鼠妇干燥虫体。味酸、咸，性温，归肝、肾经。具有破血瘀，消癥瘕，止痛，利尿，解毒之功效。常用于经闭癥瘕，术后疼痛，口齿疼痛，肝癌剧痛，鹅口疮，小便不利，慢性支气管炎。

鼠腐虫

膏肓病

人因七情六欲，形寒饮冷，损伤肺气，令人咳嗽，胸膈不利，恶寒作热，可服全真丹。若服冷药，则重伤肺气，令人胸膈痞闷，昏迷上奔，口中吐冷水，如含冰雪，四肢困倦，饮食渐减，此乃冷气入于肺中，侵于膏肓①，亦名冷劳。先服金液丹，除其寒气，再用姜附汤十日可愈，或服五膈散、撮气散，去肺中冷气，重者灸中府三百壮可愈。形寒饮冷之伤，初起原不甚深重，医人不明此证，误与凉药，积渐冰坚，致成膏肓之疾。及至气奔吐冷，寒热无已，不思转手温补，仍与以滋阴退热等剂，以致不起，非是病杀，乃医杀也。

有一人暑月饮食冷物，伤肺气，致咳嗽胸膈不利，先服金液丹百粒，泄去一行，痛减三分，又服五膈散而安。但觉常发，后五年复大发，灸中府穴五百壮，方有极臭下气难闻，自后永不再发。世医不审病因，动云暑月热气伤肺，一派寒凉，致水气②不消，变成大病。

①膏肓：古代医学以心尖脂肪为膏，心脏与膈膜之间为肓。膏肓之间是药力不到之处，形容病情特别严重，无法医治。

②水气：中医称寒水之气，谓人体之水气因受寒而凝滞不化。

噎病

肺喜暖而恶寒，若寒气入肺或生冷所伤，又为庸医下凉药冰脱肺气，成膈噎①病。觉喉中如物塞，汤水不能下，急灸命关二百壮，自然肺气下降而愈。噎病之多死者，皆由咽中堵塞，饮食不进，医人畏用热药，多用寒凉润取其滋补，焉能得生，用先生灸法甚妙，奈人不能信用，何哉。

又有肺寒一证，令人头微痛，多清涕，声哑，恶寒，肩背拘挛，脉微浮紧，当服华盖散，重则姜附汤，忌冷物。此证不可误认作痨证治，故表而出之。肺寒之证，世医不识，不能用温散，但用桑皮、贝母、麦冬、玉竹等味壅住寒邪，做成弱证者多矣。

①膈噎：有胸腹胀痛、下咽困难、常打嗝等症状。

咳嗽

咳嗽多清涕者，肺感风寒也，华盖散主之。若外感风寒，内伤生冷，令人胸膈作痞，咳而呕吐，五膈散主之。咳嗽烦躁者，属肾，石膏丸主之。大凡咳嗽者，忌服凉药，犯之必变他证，忌房事，恐变虚痨。久咳而额上汗出，或四肢有时微冷，间发热困倦者，乃痨咳①也。急灸关元三百壮，服金液丹，保命丹，姜附汤，须早治之，迟则难救。治咳嗽之法，若如先生因证制宜，焉有痨瘵不治之患，无奈医者瓤以芩、知、桑、杏为要药，致肺气冰伏，脾肾虚败，及至用补又不过仍四君、六味和平之剂、和之药与之，所谓养亲而已。

注释

①劳咳：指久嗽成痨或劳极伤肺所致者。

咳嗽病

此证方书名为哮喘，因天寒饮冷，或过食盐物，伤其肺气，故喉常如风吼声，若作劳则气喘而满。须灸天突穴五十壮，重者灸中脘穴五十壮，服五膈散，或研蚯蚓二条，醋调服立愈。哮证遇冷则作，逢劳则甚，审治得当，愈亦不难，然少有除根者，先生此法甚妙，请尝试之。

失血

凡色欲过度，或食冷物太过，损伤脾肺之气，故令人咯血。食前服钟乳粉、金液丹，食后服阿胶散而愈。

若老年多于酒色，损伤脾气则令人吐血，损伤肾气则令人泻血，不早治多死。当灸关元三百壮，服姜附汤、金液丹自愈。伤肺气则血从鼻出，名曰肺衄，乃上焦热气上攻也。服金液丹或口含冷水，以郁金末调涂项后，及鼻柱①上。凡肺衄不过数杯，如出至升斗者，乃脑漏也。当作脑衄为是。由真气虚而血妄行，急针关元三寸，留二十呼立止，再灸关元二百壮，服金液丹、草神丹可保。失血之证，世人所畏，而医人亦多缩手，其畏者为殒命之速，而成痨瘵之易，缩手者，恐不识其原，而脱体之难。不知能究其原，察其因，更观其色，辨其脉，或起于形体之劳，或成于情志之过，由于外感者易治，出于内伤者难瘥。络脉与经隧^②有异，经隧重而络脉轻；肝脾与肺肾不同，肺肾难而肝脾易。苟不讹其治法，虽重难亦可挽回，唯在辨别其阴阳，权衡其虚实，温清补泻，各得其宜。不可畏其炎焰，专尚寒凉，逐渐消伐其生气，而致不可解者比比矣。

治验

一人患脑衄，日夜有数升，诸药不效。余为针关元穴，入二寸留二十呼，问病患曰：针下觉热否？曰：热矣。乃令吸气出针，其血立止。

一法治鼻衄与脑衄神方，用赤金打一戒指，带左手无名指上，如发作时，用右手将戒指捏紧，箍住则衄止矣。

注释

① 鼻柱：指鼻的中央隆起部分，又称鼻茎、鼻梁。
② 经隧：指经脉流行的道路，也是经脉的一种代称。

肾厥

凡人患头痛，百药不效者，乃肾厥。服石膏丸、黑锡丹^①则愈，此病多酒多色人则有之。经云：厥成为巅疾^②，又云：少阴不至者厥也。头痛之证，肾虚者多，若用他药，断难奏效，惟大温补为是，温补不效其丹艾乎。

治验

一人因大恼悲伤得病，昼则安静，夜则烦悗③，不进饮食，左手无脉，右手沉细，世医以死证论之。余曰：此肾厥病也。因寒气客脾肾二经，灸中脘五十壮，关元五百壮，每日服金液丹、四神丹。至七日左手脉生，少顷，大便下青白脓数升许，全安。此由真气大衰，非药能治，惟艾火灸之。此证非灸法不愈，非丹药不效，二者人多不能行，医人仅用泛常药以治，其何能生。

注释

①黑锡丹：出自《太平惠民和剂局方》，由沉香、附子、胡芦巴、阳起石、小茴香、补骨脂、肉豆蔻、金铃子、木香、肉桂、黑锡、硫黄组成。

②巅疾：泛指头部的疾病，但多指各种头痛。巅：头顶。

③悗（mán）：烦闷。

黑锡丹：沉香　附子　胡芦巴　阳起石　小茴香　补骨脂　肉豆蔻　金铃子　木香　肉桂　黑锡　硫黄

脾劳

人因饮食失节，或吐泻、服凉药致脾气受伤，令人面黄肌瘦，四肢困倦，不思饮食，久则肌肉瘦尽，骨立①而死。急灸命关二百壮，服草神、金液，甚者必灸关元。先天之原肾是也，后天之本脾是也。人能于此二脏，谨摄调养，不使有乖，自然脏腑和平，经脉营运，荣卫贯通，气血流畅，又何劳病之有？病至于劳则已极矣，非重温补何由得生。虞花溪②强立五劳之证，所用皆系温平凉剂，以此灾梨祸枣③，实是贻害后人。

注释

①骨立：形容人消瘦到极点。

②虞花溪：即虞抟（1438—1517），字天民，自号华溪恒德老人。今浙江义乌市廿三里镇华溪村人，明代中期著名医学家，著有《医学正传》《苍生司命》《半斋稿》《百字吟》等书。

③灾梨祸枣：从前印书用梨木或枣木刻板，形容滥刻无用不好的书。

肾劳

夫人以脾为母，以肾为根，若房事酒色太过则成肾劳，令人面黑耳焦①，筋骨无力。灸关元三百壮，服金液丹可生，迟则不治。

注释

①耳焦：耳轮焦枯。

头痛

风寒头痛则发热、恶寒、鼻塞、肢节痛，华盖、五膈、消风散①皆可主。若患头风兼头晕者，刺风府穴，不得直下针，恐伤大筋，则昏闷。向左耳横纹针下，入三四分，留去来二十呼，觉头中热麻是效。若风入太阳则偏头风，或左或右，痛连两目及齿，灸脑空穴二十一壮，其穴在脑后入发际三寸五分，再灸目窗二穴，在两耳直上一寸五分，二十一壮，左痛灸左，右痛灸右。头风之病，证候多端，治得其法者殊少，致为终身痼疾②，先生刺灸二法甚妙，无奈医者不知，病者畏痛奈何。

注释

①消风散：出自《太平惠民和剂局方》，由荆芥穗、炙甘草、川芎、羌活、白僵蚕、防风、茯苓、蝉蜕、藿香、人参、厚朴、陈皮组成。

②痼（gù）疾：指经久难治愈的病。

目窗

● 精准定位
在头部，前发际上1.5寸，瞳孔直上。

● 简便取穴
正坐，自眉中直上，入发际2横指处即是。

眼病

　　肝经壅热上攻，致目生昏翳①，先服洗肝散数剂，后服拨云散，其翳自去。若老年人肾水枯涸，不能上荣于目，致双目昏花，渐至昏暗，变为黄色，名曰内障，服还睛丹，半月目热上攻，勿惧，此乃肾气复生，上朝于目也。如觉热，以手掌揉一番，光明一番，一月间，光生复旧矣。眼科用药，不循纪律，只用一派发散寒凉，所谓眼垃圾是也。倘能尽如先生之法而行之，天下丧明者少矣。

　　余家女婢，忽二目失明，视之又无晕翳，细思此女，年少精气未衰，何缘得此证，良由性急多怒，有伤肝脏，故经脉不调而致，遂与密蒙花散一料，如旧光明矣。病有万变，医止一心，线索在手，头绪逼清，何惧病体之多端，不愁治疗之无术。

①昏翳（yì）：指昏暗蒙眬。翳：原指用羽毛做的华盖，后引申为起障蔽作用的东西。

　　凡人梦交①而不泄者，心肾气实也；梦而即泄者，心肾气虚也。此病生于心肾，非药可治。当用纸捻长八寸，每夜紧系阴囊，天明解之，自然不泄。若肾气虚脱，寒精自出者，灸关元六百壮而愈。若人一见女子精即泄者，乃心肾大虚也，服大丹五两，甚者灸巨门五十壮。仲景云：阴寒精自出，酸削不能行。可知精之不固，由于阳之不密。先生云：肾气虚脱，寒精自出，则温补下元为得法矣。世医苟明此理，以治遗精，必不专事寒凉，而治人夭柱②矣。

① 梦交：指睡梦中与异性发生性行为。
② 夭柱：柱死。

此由肾气不足，又兼湿气入客小肠，连脐发痛，或上或下，若豚之奔，或痛连外肾成疝气者，服塌气散①、茱萸丸②、金铃子丸③或蟠葱散④。奔豚与疝不同，混淆不得，从小腹而上，抵心者，奔豚也；从少腹而上逆脐，胃⑤气与横弦⑥，胃疝也；从阴囊而上冲心膈，痛欲死者，冲疝也；从少腹而下连肾区者，小肠与狐疝也。是有差别，不可不审。

① 塌气散：出自《杨氏家藏方》，由陈米、橘皮、炙甘草、牵牛子、肉豆蔻组成。
② 茱萸丸：即吴茱萸丸，出自《圣济总录》，由吴茱萸、细辛、芍药、柴胡、旋覆花、黄芩、紫菀、人参、白术、白茯苓、炮姜、肉桂、炮附子组成。

③金铃子丸：出自《太平惠民和剂局方》，由金铃子、益智仁、胡芦巴、石菖蒲、补骨脂、小茴香、巴戟天、木香、茯苓、陈皮组成。

④蟠葱散：出自《太平惠民和剂局方》，由延胡索、苍术、炙甘草、茯苓、莪术、三棱、青皮、陈皮、砂仁、槟榔、肉桂、炮姜组成。

⑤肎（yuān）：指酸痛。

⑥横弦：疝气的别称。

茱萸丸

吴茱萸 + 细辛 + 芍药 + 柴胡 + 旋覆花

黄芩 + 紫菀 + 人参

白术 + 白茯苓 + 炮姜 + 肉桂 + 炮附子

肺膈痛

此证因肺虚，气不下降，寒气凝结，令人胸膈连背作痛，或呕吐冷酸水，当服五膈散自愈。此证治若失宜，久久必成膈证①。

注释

①膈证：又名噎膈、膈气、膈噎。指食物吞咽受阻，或食入即吐的一种疾病。多由忧思恼怒、饮酒嗜辛、劳伤过度，导致肝郁、脾虚、肾伤，形成气郁、血瘀、痰凝、火旺、津枯等，一系列病理变化所致。

吃入的食物又被吐出的原因

吃入的食物有时候会被再次吐出，这是膈症。膈症的发生可能在上，也可能在下。发生在上的为上膈症，发生在下的为下膈症。

- 气机在上郁结，使传化不利，食入即被吐出。
- 当人进食时，肠胃中的寄生虫便上行觅食，导致下脘空虚。
- 邪气乘虚而入，积久发生痈肿。
- 外界寒温的变化、情绪喜怒的变化等都会使寒湿之气侵入肠胃。肠胃感受寒湿，内中虫即俯伏不动，阻塞阳气的运行。
- 内部痈肿使得肠管狭窄而传化不利，食入后经过一段时间即被吐出，即朝食暮吐。

骨缩病

此由肾气虚惫，肾主骨，肾水既涸则诸骨皆枯，渐至短缩，治迟则死。须加灸艾，内服丹附之药，非寻常草木药所能治也。凡人年老，逐渐矬矮，其犹骨缩之病乎。

一人身长五尺，因伤酒色，渐觉肌肉消瘦，予令灸关元三百壮，服保元丹一斤，自后大便滑，小便长，饮食渐加，肌肉渐生，半年如故。此自消瘦，与骨缩有间，不知何缘附此，中间疑有缺文。

手颤病

四肢为诸阳之本，阳气盛则四肢实，实则四体轻便。若手足颤摇不能持物者，乃真元虚损也。常服金液丹五两，姜附汤自愈。若灸关元三百壮则病根永去矣。手足颤摇，终身痼疾，若伤寒初起如是者，多难治。若过汗伤营而致者，宜以重剂扶阳，加以神气昏乱者，亦不治。

老人便滑①

凡人年少，过食生冷硬物面食，致冷气积而不流，至晚年脾气一虚，则胁下如水声，有水气则大便随下而不禁，可服四神丹、姜附汤，甚者灸命关穴。此病须早治，迟则多有损人者。又脾肾两虚，则小便亦不禁，服草神丹五日即可见效。老人大便不禁，温固灸法为妥，若连及小便而用草神丹，中有朱砂、琥珀，恐非其宜。

注释

①便滑：在神志清醒的情况下，大便不能自控，不由自主地排出。

老人口干气喘

老人脾虚则气逆冲上逼肺，令人动作便喘，切不可用削气苦寒之药，重伤其脾，致成单腹胀①之证。可服草神丹、金液丹、姜附汤而愈，甚者灸关元穴。肾脉贯肺系舌本，主营运津液，上输于肺，若肾气一虚，则不上荣，故口常干燥，若不早治，死无日矣。当灸关元五百壮，服延寿丹半斤而愈。口干气喘，系根元虚而津液竭，庸医不思补救，犹用降削苦寒之品，不惭自己识力不真，而妄扫②温补之非宜，及至暴脱，更卸过于前药之误。此辈重台③下品，本不足论，但惜见者闻者，尚不知其谬妄，仍奉之如神明，重蹈覆辙者，不一而足，岂不哀哉。

注释

①单腹胀：四肢不肿而腹大如鼓的病症，即鼓胀。
②扫：弃，《说文解字》："扫，弃也。"
③重台：比喻同类事物中最低下者。

耳聋

有为风寒所袭而聋者，有心气不足而聋者，当服一醉膏，滚酒下，汗出而愈。若多酒色人，肾虚而致聋蔽者，宜先服延寿丹半斤，后服一醉膏。若实聋则难治。肾开窍于耳，又胃之宗气别走于耳，故耳聋一证属虚者多。今言心气不足，而用一醉膏，此理未解。又云实聋者难治，尚俟细参。琦按：人于六十外，精神强健，不减少壮，而惟耳重听①，乃肾气固脏之征，多主老寿不须医治。此书所谓若实聋则难治者，当是指此一种。

注释

①重听：指听力下降，听音失真，为耳聋之轻症。

气瘿

若山居人，溪涧①中，有姜理石，饮其水，令人生瘿瘤②，服消风散。

当是消瘦散。初者服姜附汤。若血瘿③、血瘤④则不可治，妄治害人。

注释

①溪涧：指两山之间的河沟，或指山间的水流。

②瘿瘤：即甲状腺肿瘤。

③血瘿：瘿的一种，表现为结喉部的瘿块上血脉交结显露，由心火血热所致。

④血瘤：指体表血络扩张，纵横丛集而形成的肿瘤。

三虫

　　三虫者，蛔虫，蛲虫，寸白虫也。幼时多食生冷硬物，及腥厌之物，久之生虫。若多食牛肉，则生寸白。其蛔虫长五六寸，发则令人心痛，吐清水，贯心①则死。寸白虫如葫芦子，子母相生，长二三寸，发则令人腹痛。蛲虫细如发，随气血周游遍身，出皮肤化为疯癞，住腹中，为蛲瘕②，穿大肠为痔漏③，俱宜服安虫散。若人谷道④痒痛，当用轻粉少许服之，来日虫尽下，寸白虫亦能下。

治验

　　一妇人病腹胀诸药不效，余令解腹视之，其皮黄色光如镜面，乃蛲瘕也。先炙牛肉一斤，令食后用生麻油调轻粉五分服之，取下蛲虫一合，如线如须状，后服安虫散而愈。

注释

①贯心：深入心中。

②蛲瘕（náojiǎ）：由蛲虫引起的腹中结块的病。

③痔漏：指痔疮合并肛漏者。

④谷道：后窍，即直肠到肛门的一部分。

蛊毒

闽广之人，以诸虫置一器内，令其互相啖食①，候食尽而独存者即蛊也。中其毒则面目黄肿，心腹胀满疼痛，或吐涎血，久则死矣。初得时用皂角一挺②，槌根二两水煎浓汁二盏，临卧服之，次早取下毒物后，用以万岁藤根③，湿纸裹煨熟，每日空心嚼五枚，生麻油送下，三日毒从大便出。凡人至川广每日饮食，宜用银箸④，箸白即无妨，箸黑即有毒也。

皂角

注释

①啖（dàn）食：指吃，吞食。

②挺：用作量词，用于条状之物。

③万岁藤根：天冬别名，参见《本草纲目》。

④箸：筷子。

痫证

有胎痫者，在母腹中，母受惊，惊气冲胎，故生子成疾，发则仆倒，口吐涎沫，可服延寿丹，久而自愈。

有气痫者，因恼怒思想而成，须灸中脘穴而愈。胎痫出于母腹，俗所谓三搐成痫者也。气痫由于七情，故大病后及忧苦人，并纵性贪口腹[1]人率多患此。医书虽有阴阳五脏之分，然皆未得其要，而愈者盖寡。先生此法直中肯綮[2]，予用之而获效者多矣。

治验

一人病痫三年余，灸中脘五十壮即愈。

一妇人病痫已十年，亦灸中脘五十壮愈。凡人有此疾，惟灸法取效最速，药不及也。

注释

① 贪口腹：是贪吃，嘴馋。
② 肯綮（kěn qìng）：指筋骨结合的地方，比喻要害或关键之处。

瘰疬

此证由忧思恼怒而成，盖少阳之脉，循胁绕颈环耳，此即少阳肝胆之气，郁结而成。亦有鼠涎堕食中，食之而生，是名鼠疬。治法俱当于疮头上灸十五壮，以生麻油调百花膏敷之，内服平肝顺气之剂，日久自消。切不可用斑蝥、锻石、砒霜之类。《内经》所谓陷脉为瘘，留连肉腠。此风邪外伤经脉，留满于肉腠之间，而为瘰疬，乃外感之轻者也。《灵枢经》所谓肾脏受伤，水毒之气出于上，而为鼠瘘。失治多至殒命，乃内伤之重者也。

妇人

妇人除妊娠外，有病多与男子相同，但男子以元阳为主，女子以阴血为主，男子多肾虚为病，女子多冲任虚为病。盖冲为血海，任主胞胎，血信①之行，皆由冲任而来，若一月一次为无病，愆期者为虚，不及期者为实，脉沉细而涩，月信不来者，虚寒也。血崩者，冲任虚脱也。崩者，倒也。白带者，任脉冷也。任为胞门子户，故有此也。发热减食，皆为气血脾胃之虚；不减食，止发热者，心脏虚也。此外疾病治法皆与男子同。妇人另立一科，原属无谓，业方脉②者，不知男女之分，阴阳之异，冲任之原，月信之期，胎孕之病，产乳之疾者，则是走方小技之俦③，乌得称大方哉。

①血信：又称月信，月经的别称。
②方脉：医方与脉象，引申指医术。
③俦（chóu）：同类，同辈。

子嗣

妇人血旺气衰则多子，气旺血衰则无子。若发黑，面色光润，肌肤滑泽，腋隐毛稀，乃气衰血旺也，主多子。若发黄，面无光彩，肌肉粗涩①，腋隐毛多，乃气旺血衰也，主无子。若交合②时，女精先至，男精后冲者，乃血开裹精也，主成男。若男精先至，女精后来者，乃精开裹血也，主成女。若男女精血前后不齐至者，则不成胎。为子嗣计者，重在择妇，妇人端庄则生子凝重。交合有节，则生子秀美。既生之后，又须选择乳母，儿吮其乳，习其教导，往往类之。先天性情虽禀于父母，而后天体局往往多肖③乳母。

注释

① 粗涩：粗糙，不平滑。
② 交合：交配，性交。
③ 肖：像。

血崩

经云：女子二七而天癸①至，任脉通，太冲脉盛，月事以时下，若因房事太过，或生育太多，或暴怒内损真气，致任脉崩损，故血大下，卒不可止，如山崩之骤也。治宜阿胶汤、补宫丸半斤而愈。切不可用止血药，恐变生他病，久之一崩不可为矣。若势来太多，其人作晕，急灸石门穴，其血立止。血崩之证，乃先后天冲任经隧周身之血，悉皆不能收持，一时暴下，有如山崩水溢，不可止遏，非重剂参附补救不能生也。间有属实者，当以形证求之。

注释

①天癸：肾中精气充盈到一定程度时产生的具有促进人体生殖器官成熟，并维持生殖功能的物质。"天"是言其来源于先天，"癸"是言其本质属天干中的癸水，有阳中之阴的意思。

带下

子宫虚寒，浊气凝结下焦，冲任脉即子宫也不得相荣，故腥物时下。以补宫丸、胶艾汤治之。甚者灸胞门、子户穴各三十壮，不独病愈而且多子。带下之证，十有九患，皆由根气虚而带脉不收引，然亦有脾虚陷下者，有湿浊不清者，有气虚不摄者。有阳虚不固者，先生单作子宫虚寒，诚为卓见。

乳痈

良田脏气虚衰，血脉凝滞，或为风寒所客着而成痈矣。若阳明蕴热，亦能成此。先觉憎寒壮热，服救生汤一剂，若迟三五日，宜多服取效。

胎逆病

妊娠后，多于房事，或食冷物不消，令人吐逆不止，下部出恶物，可服金液丹、霹雳散①即好胎逆即恶阻②，俗所谓病儿是也。苟能慎起居，戒房事，节饮食，不但无病儿之患，而生子亦多易育，若谨摄已当，而仍病者，是系孕妇体弱，气血多虚故耳。

注释

①霹雳散：出自《阴证略例》，由炮附子、真腊茶组成。
②恶阻：即妊娠早期，恶心呕吐不食，恶闻食气，食入即吐，又称子病、病儿、阻病等，其主要由于胎气上逆，胃失和降所致。

午后潮热

若饮食减少，四肢倦怠，午后热者，胃气虚也。若起居如常，但发烦热，乃胃实心气盛也，服茜草汤五日愈。

脐中及下部出脓水

此由真气虚脱，冲任之血不行，化为脓水，或从脐中，或从阴中，淋沥而下，不治即死。灸石门穴二百壮，服金液丹、姜附汤愈。脐为神阙穴，上脾下肾，不可有伤，若出脓水，先后天之气泄矣，焉得不死。

妇人卒厥

凡无故昏倒，乃胃气闭也，灸中脘即愈。贪食多欲之妇，多有此证。

产后虚劳

生产出血过多，或早于房事，或早作劳动，致损真气，乃成虚劳。脉弦而紧，咳嗽发热，四肢常冷，或咯血吐血，灸石门穴三百壮，服延寿丹、金液丹，或钟乳粉，十日减，一月安。凡虚劳而其脉弦紧者，病已剧矣，况在生产而出血过多者乎！急投温补，唯恐已迟，苟或昧此，尚敢滋阴，愈无日矣。

小儿

小儿纯阳，其脉行疾，一息①六七至为率，迟冷数热与大人脉同。但小儿之病，为乳食所伤者，十居其半，发热用平胃散，吐泻用珍珠散，头痛发热，恐是外感，用荜澄茄散，谷食不化，用丁香丸，泄泻用金液丹。

小儿之脉较之大人固是行疾，第略差半至一至为率，若六七至，非平脉也。平脉而六七至，则数脉将八至矣，脉至八至非脱而何。

①一息：指一呼一吸。

风木太过，令人发搐，又积热蓄于胃脘，胃气瞀^①闭，亦令卒仆，不知人事。先服碧霞散吐痰，次进知母黄芩汤，或青饼子、朱砂丸皆可。若脾虚发搐，或吐泻后发搐乃慢惊风也，灸中脘三十壮，服姜附汤而愈。

小儿之急惊、慢惊，犹大人中风之闭证、脱证，温清补泻，审病当而用药确，自无差讹。

①瞀（mào）：眼睛昏花，此处指胃热上冒而致神明不清。

斑疹（即痘子）

小儿斑疹，世皆根据钱氏①法治之，此不必赘。但黑泡斑及缩陷等证，古今治之，未得其法，以为火而用凉药治者，十无一生。盖此乃污血逆于皮肤，凝滞不行，久则攻心而死。黄帝正法，用霹雳汤、姜附汤。凡多死之证，但用此法，常有得生者。盖毒血死于各经，决无复还之理。唯附子健壮，峻走十二经络，故用此攻之，十中常生八九。于脐下一寸，灸五十壮，则十分无事。若以凉药凝冰其血，致遍身青黑而死，此其过也。世俗凡遇热证，辄以凉药投之，热气未去，元气又漓，此法最不良。余每遇热证，以知母五钱煎服，热即退，元气无损，此乃秘法。钱氏之法，后世儿医咸遵守之，以五行五色而分五脏之证，以顺逆险而为难易不治之条，所用之药不过温平无奇，阳热之逆诚可救全，阴寒之逆，百无一愈。其后陈氏虽云得法，十中或救一二，不若先生之论，阐千古之秘奥，为救逆之神枢②。儿医苟能奉行，自然夭枉者少矣。每见世俗一遇逆证，勿论阴阳，辄云火闭，石膏、黄连、大黄用之不厌，人皆信之，至死不悔。近时费氏③《救偏琐言》一出，庸子辄又奉为典型。在证药相合者，虽偶活其一二，而阴寒之证，亦以其法治之，冤遭毒害者，不知凡几矣。

注释

①钱氏：即钱乙（约1032—1113），字仲阳，是我国宋代著名的儿科医家，著有《小儿药证直诀》等书。

②神枢："神枢鬼藏"，指神奇奥妙的兵书。

③费氏：即费启泰（1590—1677），清代医家，著有痘疹专著《救偏琐言》《一见能医》等。

小儿午后潮热

小儿午后潮热，不属虚证，乃食伤阳明，必腹痛吐逆，宜用来复丹、荜澄茄散。

吐泻

小儿吐泻因伤食者，用珍珠散；因胃寒者，用姜附汤，吐泻脉沉细，手足冷者，灸脐下一百五十壮；慢惊吐泻灸中脘五十壮。人家肯用姜附，小儿亦已幸矣，若灼艾至一百五十壮，以此法劝之，断乎不允，只索托之空言耳。

面目浮肿

此证由于冷物伤脾，脾虚不能化水谷，致寒饮停于中焦，轻者面目浮肿，重者连阴囊皆肿。服金液丹，轻者五日可愈，重者半月全愈，当饮软粥半月，硬物忌之。金液丹洵①是活命之神药，但世人不识。在大人尚有许多疑虑，小儿焉肯用哉。

注释

①洵（xún）：实在。

咳嗽

小儿肺寒咳嗽，用华盖散；若服凉药，并止咳药更咳者，当服五膈散；若咳嗽面目浮肿者，服平胃散；咳而面赤者，上焦有热也，知母黄芩汤。

咳而面赤属上焦实热者，宜用知母黄芩，若咳甚而面赤兼呕涎沫者，则当以温补气血为宜。

溏泻

冷气犯胃，故水谷不化，大便溏滑，甚则脱肛①者，厚肠散②、半硫丸主之。

注释

①脱肛：指直肠黏膜、肛管、直肠全层，甚至部分乙状结肠向下移位，脱出肛外的一种疾病。

②厚肠散：出自《赤水玄珠》，由黄连组成。

黄连

腹胀

冷物伤脾则作胀，来复丹、全真丹皆可用。

痢疾

痢因积滞而成者，如圣饼化积而愈；暑热所伤，下赤而肿者，黄连丸；腹痛者，当归芍药汤；寒邪客于肠胃下白者，姜附汤、桃花丸。

水泻

火热作泻，珍珠散；食积作泻，如圣饼、感应丸①。

注释

①感应丸：出自《三因极一病证方论》，由肉豆蔻、炮姜、百草霜、木香、荜澄茄、三棱、巴豆、杏仁、酒蜡、油、丁香组成。

感应丸：肉豆蔻 + 炮姜 + 百草霜 + 木香 + 荜澄茄 + 三棱 + 巴豆 + 杏仁 + 酒蜡 + 油 + 丁香

胎寒腹痛

脏气虚则生寒，寒甚则腹痛，亦有胎中变寒而痛者。调硫黄粉五分，置乳头令儿吮之即愈。三四岁者，服来复丹。

下血

暑中于心，传于小肠，故大便下血，宜当归建中汤。

牙疳①

胃脉络齿荣牙床，胃热则牙缝出血，犀角化毒丸②主之。出《局方》。肾虚则牙齿动摇，胃虚则牙床溃烂，急服救生丹，若齿龈黑，急灸关元五十壮。牙齿动摇或有知其肾虚者，至牙床溃烂，谁不曰胃火上攻，敢服救生丸并灸关元者鲜矣。

注释

①牙疳：指牙龈红肿、溃烂疼痛、流腐臭脓血等症。

②犀角化毒丸：方源待考，由连翘、青黛、黄连、大黄、菊花、龙胆、天花粉、玄参、茯苓、桔梗、甘草、朱砂、冰片、水牛角组成。

蝼蛄疖[1]

风寒凝于发际，或冷水沐头，小儿头上生疖，麻油调百花散涂之。如脑痈初起，亦服救生汤。

[1]蝼蛄疖：疖病的一种，多发生于小儿头部，常为多发性，患处初为小疖，其根坚硬，头皮下脓腔相连，破后像蝼蛄串穴，故名"蝼蛄疖"。

秃疮

寒热客于发腠,浸淫成疮,久之生虫,即于头上,灸五十壮自愈。看其初起者,即是头也。

水沫疮

小儿腿骱间有疮,若以冷水洗之,寒气浸淫遂成大片,甚至不能步履。先以葱、椒、姜洗挹①干,又以百花散糁②之,外以膏药贴之,出尽毒水,十日全愈。

注释

①挹(yì):舀,汲取。
②糁(sǎn):洒,散落,此处指上药方法。

附:周身各穴

巨阙(在脐上五寸五分) 中脘(在脐上四寸) 神阙(在脐中) 阴交(在脐下一寸) 气海(在脐下一寸五分) 石门(在脐下二寸三分,女人忌灸,即胞门子户) 关元(在脐下三寸) 天柱(在一椎①下两旁齐肩) 肺俞(在三椎旁挟脊②各相去一寸五分) 心俞(在五椎下挟脊各相去一寸五分)

肝俞（在九椎旁挟脊各相去一寸五分） 脾俞（在十一椎旁挟脊各相去一寸五分） 肾俞（在十四椎下两旁挟脊各相去一寸五分） 腰俞（在二十一椎下间）涌泉（在足心陷中）承山（在昆仑上一尺肉间陷中③） 三里（四穴，二在曲池下一寸，即手腕下一寸；二在膝下三寸，骱骨外大筋内宛宛中） 中府（在乳上三肋骨中） 食窦（即命关，在中府下六寸） 天突（在结喉下四寸宛中） 地仓（一名胃维，挟口吻旁四分） 上星（在鼻上入发际一寸） 前顶（入发际四寸五分） 目窗（当目上入发际一寸五分） 脑空（在脑后入发际三寸五分） 风府（入发际一寸）

注释

①一椎：即第一胸椎。

②挟脊：即夹脊，沿脊柱旁的部位顺行。

③肉间陷中：此处指两腓肠肌肌腹下的中央凹陷处。

金液丹

（一名保元丹，一名壮阳丹）

余幼得王氏《博济方》云：此丹治百种欲死大病，窃尝笑之，恐无是理。比得扁鹊方，以此冠首，乃敢遵用，试之于人，屡有奇效，始信圣人立法非不神也，乃不信者自误耳。此方古今盛行，莫有疑义，及孙真人①著《千金方》，乃言硫黄许多利害，后人畏之，遂不敢用。亦是后人该堕夭折，故弃大药而求诸草木，何能起大病哉。余观今人之病皆以温平药，养死而不知悔，余以此丹起数十年大病于顷刻，何有发疽之说，孙真人之过也。凡我同志，请试验之，自见奇效。

此丹治二十种阴疽，三十种风疾，一切虚劳，水肿，脾泄，注下，休息痢，消渴，肺胀，大小便闭，吐衄，尿血，霍乱，吐泻，目中内障，尸厥，气厥，骨蒸潮热，阴证，阴毒，心腹疼痛，心下作痞，小腹两胁急痛，胃寒，水谷不化，日久膀胱疝气膨膈，女人子宫虚寒，久无子息，赤白带下，脐腹作痛，小儿急慢惊风，一切疑难大病，治之无不效验。

船上硫黄十斤，用铜锅熬化，麻布滤净，倾入水中，再熬再倾，如此七次，研细，入阳城罐内，盖顶铁丝扎定，外以盐泥封固八分厚阴干。先慢火煅红，次加烈火，煅一炷香，寒炉取出，埋地中三日，去火毒，再研如粉，煮蒸饼为丸，梧子大。每服五十丸或三十丸，小儿十五丸。气虚人宜常服之，益寿延年功力最大。一切牛马六畜吐食者，灌硫末立愈，一切鸡鹅鸭瘦而欲死者，饲以硫末，可以立愈且易肥。

注释

①孙真人：即孙思邈（581—682），唐代医药学家、道士，被后人尊称为"药王"，著有医学巨著《千金要方》《千金翼方》《唐新本草》等，其《千金

孙真人

要方》是中国历史上第一部临床医学百科全书,被国外学者推崇为"人类之至宝"。

作蒸饼法

清明前一日,将干面打成薄饼,内放干面,包裹阴干。

保命延寿丹

此丹治痈疽,虚劳、中风、水肿、臌胀、脾泄、久痢、久疟、尸厥、两胁连心痛、梦泄、遗精、女人血崩、白带、童子骨蒸劳热、一切虚羸、黄黑疸、急慢惊风百余种欲死大病,皆能治之。一粒胜金液丹十粒,久服延年益寿。

硫黄、明雄黄、辰砂、赤石脂、紫石英、阳起石(火煅,醋淬三次)各二两。

研作粗末,同入阳城罐,盖顶,铁丝扎定,盐泥封固厚一寸,阴干。掘地作坑,下埋一半,上露一半,烈火煅一日夜,寒炉取出。研细,醋丸梧子大。每服十粒,空心送下,童男女五粒,小儿二三粒,俱见成效。

大丹

此丹补肾气,驻颜色,活血脉,壮筋骨,轻步履,明耳目,延年益寿。

治虚劳，发热，咳嗽，咯血，骨蒸盗汗，怔忡，惊悸，一切阴疽冷漏，小儿斑痘缩陷，水肿，臌胀，黄黑疸，一切虚羸大病，功同延寿丹，常服可寿百岁余。但富贵人方得合此，贫者难合，只服金液丹亦妙也。

大朱砂一斤（要有墙壁者），为粗末，入阳城罐。先用蜜拌，安砂在底，次以瞿麦末、草乌末、菠薐末各五钱，以鸡子清五钱拌匀，盖在砂上。以罐盖盖住，铁丝扎好，盐泥封固阴干，掘地作坑，下埋五分，上露五分，烈火煅一日夜，寒炉取出。研细，醋打半夏糊丸芡实大，滑石为衣，以发光彩。银器收贮，每服五粒或三粒，空心，面东，热酒下。凡用入药中，并为衣者，俱如此制，则无毒，可放心服。

中丹

此丹补肾气，壮筋骨，延年不老，治脾疟，黄黑疸，脾泄久痢，虚肿水肿，女人血崩白带，骨蒸劳热，小儿急慢惊风及暴注肠滑，洞泄，中风，诸般疮毒，皆效。

雄黄十两，赤石脂二两。

其共为粗末，亦用前五味拌制，如大丹法，取研极细，醋糊丸芡实大。大人服十丸，小儿三五丸，空心热酒或米饮下。

雄黄

赤石脂

三黄丹

此丹治中满,胸膈痞闷,中风,痰喘气急,大便虚秘,功与中丹同,但略峻耳。

雄黄、雌黄、硫黄各五两。

为粗末,制法如大丹。研极细,醋糊丸芡实大。每服十丸,空心米饮下。

雄黄　　雌黄　　硫黄

四神丹

此丹治病,功力与延寿丹同,治虚证更多,能止怔忡、惊悸诸般大病。

同前三黄丹,外加辰砂五钱。制法、合法、丸法俱如前。每服四十丸,空心白汤下。

五福丹

此丹功力与延寿丹、中丹同,又能壮阳治阳痿,于肾虚之人功效更多。

雄黄、雌黄、硫黄、辰砂、阳起石各五两。

制法、合法、丸法皆如前,每服三四十丸,空心米饮下。

紫金丹

此丹补脾肾虚损，活血壮筋骨，治下元虚惫，子宫寒冷，月信不调，脐腹连腰疼痛，面黄肌瘦，泄泻精滑，一切虚损之证。

代赭石（烧红醋淬七次）、赤石脂（制法同）、禹余粮（制法同）各五两。

共研细末。入阳城罐，盐泥封固一寸厚，阴干，大火煅三炷香，冷定。再研极细，醋糊丸芡实大。每服十丸，热酒送下。

代赭石　　　赤石脂　　　禹余粮

全真丹

此丹补脾肾虚损，和胃，健下元，进饮食，行湿气。治心腹刺痛，胸满气逆，胁下痛，心腹胀痛，小便频数，四肢厥冷，时发潮热，吐逆泄泻，暑月食冷物不消，气逆痞闷，男女小儿面目浮肿，小便赤涩淋沥，一切虚寒之证。

高良姜（炒）、干姜（炒）各四两，吴茱萸（炒）三两，大附子（制）、陈皮、青皮各一两。

上为末，醋糊丸梧子大。每服五十丸，小儿三十丸，米饮下。无病及壮实人不宜多服。

来复丹

此丹治饮食伤脾，心腹作痛，胸膈饱闷，四肢厥冷；又治伤寒阴证，女人血气刺痛，或攻心腹。或儿枕作痛及诸郁结之气，真良方也。

陈皮（去白）、青皮、大川附（制）、五灵脂各六两，硝石、硫黄各三两。

上为末，蒸饼丸梧子大。每服五十丸，白汤下。

陈皮　　　　青皮　　　　大川附

草神丹

此丹大补脾肾，治阴毒伤寒，阴疽痔漏，水肿臌胀，中风半身不遂，脾泄暴注，久痢，黄黑疸，虚劳发热，咳嗽咯血，两胁连心痛，胸膈痞闷，胁中如流水声，童子骨蒸，小儿急慢惊风，痘疹变黑缩陷，气厥卒仆，双目内障，吞酸逆气，痞积血块，大小便不禁，奔豚疝气，附骨疽，两足少力，虚汗不止，男子遗精梦泄，沙石淋，溺血，妇人血崩血淋，暑月伤食，腹痛呕吐痰涎，一切疑难大病。此丹乃药中韩信也，取效最速，好生君子，广试验之，知不诬也。

川附子（制）五两，吴茱萸（泡）二两，肉桂二两，琥珀（用柏子煮过另研）五钱，辰砂（另研）五钱，麝香（另研）二钱。

先将前三味为细末，后入琥珀、辰砂、麝香三味，共研极匀。蒸饼丸梧子大。每服五十丸，米饮下，小儿十丸。

姜附丹

此丹补虚助阳消阴，治伤寒阴证，痈疽发背，心胸作痛，心腹痞闷，喉痹，颐项肿，汤水不下，及虚劳发热，咳嗽吐血，男妇骨蒸劳热，小儿急慢惊风，痘疹缩陷，黑泡水泡斑，脾劳面黄肌瘦，肾劳面白骨弱，两目昏翳内障，脾疟久痢，水泻米谷不化，又能解利两感伤寒，天行瘟疫，山岚瘴气及不时感冒等证。

生姜（切片）五两，川附子（炮切片、童便浸，再加姜汁炒干）五两。

共为末。每服四钱，水一盏，煎七分和渣服。若治中风不语，半身不遂，去附子用川乌去黑皮，制法与附子同。

霹雳汤

治脾胃虚弱，因伤生冷成泄泻，米谷不化，或胀，或痛，或痞，胸胁连心痛，两胁作胀，单腹臌胀，霍乱吐泻，中风半身不遂，脾疟黄胆，阴疽入蚀骨髓，痘疹黑陷，急慢惊风，气厥发昏，又能解利阴阳伤寒，诸般冷病寒气。

川附（泡去皮脐）五两，桂心（去皮尽）二两，当归二两，甘草一两。

共为细末。每服五钱，水一大盏，生姜七片，煎至六分和渣通口服，小儿只一钱。

救生汤

治一切痈疽发背,三十六种疔,二十种肿毒。若初起憎寒壮热,一服即热退身凉,重者减半,轻者全愈。女人乳痈、乳岩初起,姜葱发汗立愈。又治手足痰块红肿疼痛,一服即消。久年阴寒冷漏病,一切疮毒,服之神效。

芍药(酒炒)、当归(酒洗)、木香(忌火)、丁香各五钱,川附(炮)二两。

共为细末。每服五钱,加生姜十片,水二盏煎半,和渣服。随病上下,食前后。

芍药　　当归　　木香　　丁香　　川附

钟乳粉

治劳咳咯血,老人上气不得卧,或膈气腹胀,久咳不止,及喉风、喉肿,两目昏障,童男女骨蒸劳热,小儿惊风,胎前产后发昏不省人事,一切虚病,能先于脐下灸三百壮,后服此药,见效如神。盖虚劳乃肾气欲脱,不能上荣于肺,此药是润肺生水之剂,后因邪说盛行,以致此药隐闲。丹溪云:多服发渴淋。此言甚谬,余家大人服三十年,未尝有此疾,故敢附此。服此药须忌人参、白术二味。

石钟乳一斤煅成粉(制法见李时珍《本草纲目》),再入石鼎煮三炷香,研极细。每服三钱，煎粟米汤下。但此药难得真者，多以滴乳石乱之，真者浮水，性松，煅易成粉。

荜澄茄散

治脾胃虚满，寒气上攻于心，心腹刺痛，两胁作胀，头昏，四肢困倦，吐逆发热，泄泻饱闷等证。

荜澄茄、高良姜、肉桂、丁香、厚朴（姜汁炒）、桔梗（去芦）、陈皮、三棱（炮，醋炒）、甘草各一两五钱，香附（制）三两。

为细末。每服四钱，姜三片，水一盏，煎七分，和渣服。

荜澄茄　　高良姜　　肉桂　　丁香　　厚朴
桔梗　　陈皮　　三棱　　甘草　　香附

半硫丸

治胃虚心腹胀满，呕吐痰涎，头目旋晕，困倦不食，或大便滑泄，水谷不化，小儿面目浮肿，小便赤淋。

半夏（姜矾牙皂煎水炒）、倭硫、生姜各五两。

同捣碎，水浸蒸饼糊丸，梧子大。每服五十丸，小儿二三十丸，白汤下。

渗湿汤

治脾胃虚寒，四肢困倦，骨节酸疼，头晕鼻塞，恶风，多虚汗，痰饮不清，胸满气促，心腹胀闷，两胁刺痛，霍乱吐泻。此药能暖脾胃，辟风寒，祛瘴疫，除风湿。

厚朴二两，丁香、甘草、附子各一两，砂仁、干姜、肉果（面裹煨透）、高良姜各八钱。

锉碎。每用五钱加姜三片，枣三枚，水一盏煎七分，去渣空心服。

厚朴　丁香　甘草　附子

砂仁　干姜　肉果　高良姜

生姜半夏汤

治风痰上攻，头旋眼花，痰壅作嗽，面目浮肿。

生姜、半夏各三两。

共捣饼阴干为末。每服四钱，加姜五片，水煎温服。

附子半夏汤

治胃虚，冷痰上攻，头目旋晕，眼昏呕吐等证。

川附、生姜各一两，半夏、陈皮（去白）各二两。

共为末，每服七钱，加姜七片，水煎服。

平胃汤

治老人气喘咳嗽。

葶苈（炒）一两，官桂（去粗皮，另研）一两，马兜铃（去丝蒂）三两。

共为末。每用三钱，水一盏煎七分，于食后细细呷之。

葶苈　　官桂　　马兜铃

太白丹

疗咳嗽，化痰涎。

枯矾（煨）、寒水石（煅）、元精石（煅）各四两，半夏（制）、天虫①（炒去丝）、天南星（制）、白附子各二两。

上为末。面糊丸（面糊即蒸饼也）梧子大，每服三十丸，食后姜汤下。

注释

①天虫：即白僵蚕。

鹿茸丸

温补下元，疏通血脉，明目轻身。

鹿茸（去毛酥炙）一具，鹿角霜二两，川楝子（炒取净肉）、青皮、木香各一两。

上为末。蒸饼丸梧子大，每服三十丸，空心盐汤下。

鹿茸　　鹿角霜　　川楝子　　青皮　　木香

黄药子散

治缠喉风，颐颔肿及胸膈有痰，汤水不下者，用此吐之。

黄药子即斑根一两为细末，每服一钱，白汤下，吐出顽痰即愈。

八风汤

治中风半身不遂，言语謇塞，口眼㖞斜。先灸脐下三百壮，后服此药永不再发。若不加灸，三年后仍发也。

当归、防己、人参、秦艽、官桂、防风、钗斛[①]、芍药、黄芪、甘草、川芎、紫菀、石膏、白鲜皮、川乌、川羌活、川独活、黄芩、麻黄（去节）、干姜、远志各等分。

锉为末。每服五钱，水酒各半，煎八分，食前服。

注释

①钗斛：即金钗石斛。

八风丹

治中风，半身不遂，手足顽麻，言语謇塞，口眼㖞斜。服八风汤，再服此丹，永不再发。

大川乌（炮）、荆芥穗各四两，当归二两，麝香（另研）五钱。

上为末。酒糊丸，梧子大，空心酒下，五十丸，中风者不可缺此。

换骨丹

治中风半身不遂，言语蹇涩，失音中风者。先灸脐下三百壮，服金液丹一斤，再服此药。

当归、芍药、人参、铁脚威灵仙各二两，南星三两，乳香（去油）二两，没药（去油）二两，麻黄（去节，另煎汁和上药）三斤。

上各为末。先将前五味和匀，后入乳香、没药以麻黄膏和匀为丸，如弹子大。每以无灰酒下一丸，出汗，五日一服。仍常服延寿丹、金液丹。

当归　　芍药　　人参　　铁脚威灵仙

南星　　乳香　　没药　　麻黄

三五七散

治贼风入耳，口眼㖞斜之证。

人参、麻黄（去节）、川芎、官桂、当归各一两，川乌、甘草各五钱。上为末。每服二钱，茶下，日三次。

人参　麻黄　川芎

官桂　当归　川乌　甘草

蜜犀丸

治半身不遂，口眼㖞斜，语言不利，小儿惊风，发搐。

槐角（炒）四两，当归、川乌、元参（炒）各二两，麻黄、茯苓（乳拌）、防风、薄荷、甘草各一两，猪牙皂角（去皮弦子，炒）五钱，冰片（另研）五分。

先以前十味为末，后入冰片和匀，蜜丸樱桃大。每服一丸，小儿半丸，细嚼茶清下。

白龙丸

治风邪言语不遂等证，面如虫行，手足麻木，头旋眼晕及伤风、伤寒，头痛拘急，小儿急慢惊风，大人风搐失音，并皆治之。

天南星（以生姜四两同捣成饼）四两，川乌、甘草、藁本、甘松、白芷、桂心各二两，海桐皮一两，石膏（研极细）二两。

以前八味共为末，糯米糊丸弹子大，石膏为衣，茶清下，大人一丸，小儿半丸。若治伤寒，姜葱汤下，出汗。

天南星　川乌　甘草　藁本

甘松　白芷　桂心　海桐皮　石膏

华盖散

治伤寒头痛发热，拘急，感冒，鼻多清涕，声音不清。大能解利四时伤寒，瘟疫瘴气等证。

麻黄（浸去沫）四两，苍术（米泔浸）八两，陈皮、官桂、杏仁（去皮尖）、甘草各二两。

共为末。每服四钱，水盏半，煎八分，食前热服，取汗。

麻黄　　苍术　　陈皮

官桂　　杏仁　　甘草

祛风散

治风寒头痛，遍身拘急，破伤风，洗头风，牙槽风，肩背痓[①]直，口噤。

天南星（泡）二两，生姜（同南星制）一两，防风二两，甘草一两。共为末。每服四钱，姜七片水煎服，取汗，无汗再服。

①疐(zhì)：阻碍。

当归柴胡汤

治伤寒头痛，发热恶寒，肢节痛，吐逆。

柴胡五钱，半夏（以生姜一钱同捣）二钱，当归一钱，甘草五分。

加姜、枣，以水二盏煎至八分，热服取汗，微微即止。

大通散

治伤寒胃中有热，或服热药太多，发狂言，弃衣而走，登高而歌，或腹痛下血，但实热者用之，虚人大忌。

大黄、枳实（麸炒）各二钱，甘草一钱。

水煎空心热服，不利再服，得利即止。

大黄　　枳实　　甘草

知母黄芩汤

治伤寒胃中有热,心觉懊㤜^①,六脉洪数,或大便下血。
知母、黄芩各二钱,甘草一钱。
水煎热服。

注释

①懊㤜(àonáo):懊恼,烦闷。

知母　　　黄芩　　　甘草

当归芍药汤

治中暑下血,血痢^①腹痛。
当归、芍药各二钱。水煎热服。

注释

①血痢:痢下多血或下纯血者。

四顺散

治中暑冷热不调，大便下赤白脓。

川黄连（酒炒）、当归、芍药、御米壳①（去隔膜，醋炒）各二钱。

加生姜七片水煎，食前热服。

①御米壳：即罂粟壳。

川黄连　　　当归　　　芍药　　　御米壳

知母散

解一切烦热，口干作渴饮水，若系实热，皆以此解之，不损元气。若困倦减食者，乃胃虚发热也，不可服凉药，当以温中为主。

知母（盐水炒，研末）五钱，姜三片。

水一盏煎六分温服。

术附汤

治六七月中湿[①]，头疼，发热恶寒，自汗，遍身疼痛。

附子（炮）一两，白术（土炒）二两，甘草（炒）五钱。

共为末。每服五钱，姜七片，水煎热服。

注释

①中湿：五邪之一。《难经·四十九难》："有中风，有伤暑，有饮食劳倦，有伤寒，有中湿，此之谓五邪。"

| 附子 | 白术 | 甘草 |

截疟丹

治一切疟疾，但疟不宜截，宜补。

硫黄、雌黄（色红出阴山）各一两，砒霜一钱。

为末，入罐内，盐泥封固，阴干，打火三香，冷定取出，醋糊丸梧子大。每服五丸，空心米饮下。凡用砒要将萝卜切去盖，下段挖空入砒，以盖盖好，纸包火煨透存性取出。今此丹系打火炼过，不必萝卜制。

为丸时须研和极匀，若欠匀恐砒有多有少，多处，或致损伤人命。

良姜理中汤

治虚疟①、久疟脾胃虚弱，若初起为冷物所伤，亦用此方。

高良姜、干姜（炒）、草果（去壳炒）各二两。

为末，每服四钱水煎空心服。

注释

①虚疟：指或因体虚而病疟，或因病疟而致虚者。

建中汤

治久发疟疾，脾胃虚弱，胸膈腹中饱闷，痞块①两胁连心痛，四肢沉重，发热，泄泻，羸瘦等证。

附子（炮）、白术（土炒）各二两，芍药（酒炒）四两，甘草（炒）、干姜（炒）、草果（去壳炒）各一两。

为末。每服五钱水煎热服。

注释

①痞块：又称痃癖，腹内结块、伴有胀痛为主要特征的病症。

二圣散

治脾胃虚寒，呕吐不食。

硫黄、水银各五两。

共研末同炒，再研细。每服三钱米汤下，小儿一钱，姜汤亦可。炒成青砂头，亦治翻胃膈食，吐痰神效。

八仙丸

治脾胃久冷，大便泄泻，肠中疠痛，米谷不化，饮食不进等证。

附子（炮）、高良姜、荜茇、砂仁、肉豆蔻各一两，生姜三两，厚朴（姜汁制）四两。

为末。醋糊丸梧子大，米饮下，五十丸。

厚肠丸

治脾虚伤食，大便下赤白脓，肠鸣腹痛泄下，米谷不化，小儿脾虚滑泄，脱肛，疳瘦等证。

川乌（炮）、肉桂、硫黄（另研）、赤石脂（煅）各一两，干姜（炒）二两。

为末。糯米糊丸，梧子大，每服五十丸，白汤下。

阿胶丸

治冷热不调，下痢赤白。

黄连、黄柏（盐水炒）、当归、乌梅肉（炒）各一两，芍药二两，阿胶（蛤粉炒）一两。

为末。蒸饼丸梧子大，白汤下，五十丸。

桃花丸

治肠胃虚，下赤白脓，小儿脱肛，极效。

干姜（炒）、赤石脂（煅）各二两。

为末。米糊丸，梧子大，米饮下五十丸。

如圣饼

治大肠冷热不调,下赤白痢[1],及大人小儿一切积滞。

密陀僧五钱,诃子(大者,火煨去核)八个,硫黄三钱,轻粉二钱,石燕[2](洗净烧红,酒焠)一对。

为末。面糊丸龙眼大,捏作饼。每用一饼,入灰中略煨热,茶清下。

注释

[1] 赤白痢:大便中带脓血的痢疾。

[2] 石燕:古生代腕足类石燕子科动物中华弓石燕及弓石燕等多种近缘动物的化石。

密陀僧　　诃子　　硫黄　　轻粉　　石燕

珍珠散

治大人小儿霍乱吐泻。

硫黄、滑石各二两。

共为细末。每服二钱,白汤下,不愈再服,小儿一钱。

少阳丹

能解利两感伤寒、瘟疫瘴气。

硝石、硫黄、五灵脂（醋炒）、青皮、陈皮、麻黄各二两。

为末。先以硝石炒成珠和诸末，米糊丸绿豆大，白汤下五十丸，再以热汤催汗。

硝石　　硫黄　　五灵脂

青皮　　陈皮　　麻黄

中和汤

治伤寒、瘟疫，头目昏痛，发热，鼻流清涕，服此不致传染。

苍术（米泔浸）一斤，川乌（炮）、厚朴（姜制）、陈皮、甘草各四两，草果二两。

共为末。每用四钱，生姜七片，水煎和渣服。

还睛丹

治脾肾虚衰，精血不生，致双目成内障[1]。

磁石（活者，火煅醋淬七次）、硫黄、雄黄、雌黄各二两共为粗末，入罐，打三炷香，冷定取出，研细配后药。

钟乳粉、附子、台椒（炒出汗）各二两。

共为末，醋糊丸梧子大。每服二十丸，空心米饮下，日二服。半月觉热攻眼，勿惧，乃肾气潮眼，阳光复生也。时用两手搓热揉之，揉一番，光明一番，六十日后复明。药尽再服一料。

注释

① 内障：指发生于眼珠内部的疾病。

磁石　　硫黄　　雄黄　　雌黄

钟乳粉　　附子　　台椒

密蒙花散

治风热攻眼，昏睛多眵①，隐涩羞明，或痒，或痛，渐生翳膜，或患头风在先，牵引两眼，渐觉细小，及暴赤肿痛。

密蒙花、木贼（去节）、川羌活、甘菊花、白蒺藜（炒去刺）、石决明（煅，再用盐水煎）各等分。

为末。食后，茶清下三钱。

注释

①眵（chī）：眼睛分泌出来的液体凝结成的淡黄色的东西，俗称"眼屎"。

密蒙花　　木贼　　川羌活

甘菊花　　白蒺藜　　石决明

拨云散

治上焦壅热，眼目赤肿，疼痛或生翳障，先服洗肝散，后服此药。

荆芥穗、川芎、防风各二两，枳壳（麸炒）、蝉蜕（去翅足）、薄荷、龙胆草、甘草各五钱。

共为末。每服二钱，食后服。

荆芥穗　　川芎　　防风　　枳壳

蝉蜕　　薄荷　　龙胆草　　甘草

洗肝散

治脏火太过，壅热攻目，或翳障疼痛。

大黄二钱，黄芩三钱。

水煎食前服。

补肝丸

能补肝肾之气，服还睛丸后多服此药。

台椒（炒）、仙灵脾①（剪去边弦，蜜水炙）、白蒺藜（炒去刺）各等分。

为末，酒糊丸梧子大，空心米汤下，三十丸。

注释

①仙灵脾：淫羊藿的别名。

台椒　　仙灵脾　　白蒺藜

文蛤散

治目弦肿，大小眦①成赤疮。

五倍子一两研末，每服三钱，水一盏煎八分，先洗，后以箸头点之。

注释

①眦（zì）：上下眼睑的接合处，靠近鼻子的叫内眦，靠近两鬓的叫外眦，通称眼角。

一醉膏

治耳聋。

麻黄一斤，以水五升，熬一升，去渣熬膏。每服一钱七分，临卧热酒下，有汗即效。

睡圣散

人难忍艾火灸痛，服此即昏睡，不知痛，亦不伤人。

山茄花（八月收），火麻花（八月收）。

按：八月中火麻花已过时，恐作七月为是。

收此二花时，必须端庄闭口，齐手足采之。若二人去，或笑，或言语，服后亦即笑，即言语矣。采后共为末，每服三钱，小儿只一钱，茶酒任下。一服后即昏睡，可灸五十壮，醒后再服再灸。

按：山茄子，今谓之风茄儿，其花亦谓之曼陀罗花，火麻即大麻。今圃地所植之黄麻乃是此种。《本草纲目》云：曼陀罗花，生北土，南人亦有栽者。春生夏长，独茎直上，高四五尺，生不旁引，绿茎碧叶，叶如茄叶。八月开白花，凡六瓣，状如牵牛花而大，攒花中折，骈叶外包，朝开夜合。结实圆而有丁拐，中有小子。八月采花，九月采实。花实气味俱辛温有毒，主治诸风及寒湿脚气、惊痫、脱肛等证。相传此花，笑采浸酒饮，令人笑，舞采浸酒饮，令人舞，予尝试之。饮须半酣，更令一人或笑或舞，引之乃验。又云七月采火麻子花，八月采山茄子花，阴干等分为末，热酒调服三钱。少顷，昏昏如醉，割疮、灸火不觉苦痛，盖古方也。今外科所用麻药即是此散，服之并无伤害。

薄荷散

治心肺壅热，头目不清，咽喉不利，精神昏浊，小儿膈热。
真薄荷二两，桔梗三两，防风二两，甘草一两。
为末，每服四钱，灯心煎汤下。

真薄荷　　桔梗　　防风　　甘草

碧云汤

治风痰上攻，头目昏眩，咽喉疼痛，涎涕稠黏。
荆芥穗二两，牛蒡子（炒）、真薄荷各一两。
为末。食后，茶下三钱。

荆芥穗　　牛蒡子　　真薄荷

丁香丸

治宿食不消，时发头疼，腹痛。

丁香、乌梅肉、青皮、肉桂、三棱（炮）各二两，巴豆（去油）一两。

为末，米糊丸黍米大，白汤下七丸，小儿三丸。

丁香　　乌梅肉　　青皮

肉桂　　三棱　　巴豆

润肠散

治老人虚气、中风、产后大便不通。

枳实（麸炒）、青皮、陈皮各一两。

共为末。每服四钱，水一盏，煎七分，空心服。

| 枳实 | 青皮 | 陈皮 |

菟丝子丸

补肾气，壮阳道①，助精神，轻腰脚。

菟丝子（淘净酒煮，捣成饼，焙干）一斤，附子（制）四两。共为末，酒糊丸梧子大，酒下五十丸，十日后强壮。

注释

①阳道：指男性生殖器。

石膏丸

治肾厥头痛①，及肾虚咳嗽，烦闷，遗尿②。

石膏、硫黄、硝石（合硫黄同研）、天南星（用生姜一两同捣）各一两。

为末，面糊丸梧子大，食前米饮下五十丸，日二次。

注释

①肾厥头痛：肾气上逆所致的头痛。主证头顶痛不可忍，四肢厥冷。

②遗尿：一则指遗尿病，即俗称的尿床；二则指遗尿症，即不仅是将尿液排泄在床上，同时也在非睡眠状态或清醒时将尿液排泄在衣物或其他不宜排放的地方。

石膏　　　硫黄　　　硝石　　　天南星

宣风丸

治风湿脚气，走注①上攻，两足拘急疼痛，或遍身作痛。

黑丑（取头末）二两，青皮一两，胡椒二十一粒，全蝎（去头足）二十四枚。

共为末，蜜丸梧子大。食前，白汤下五十丸，或三十丸。

注释

①走注：行痹的别称。

五膈散

治肺伤寒，误服凉药，冰消肺气，胸膈膨胀，呕吐酸水，口中如含冰雪，体倦减食，或成冷劳①，胸中冷痰，服此皆效。

人参、黄芪（炙）、白术、麦冬、官桂、附子（炮）、干姜（炒）、远志（去心）、台椒、北细辛、百部（去芦）、杏仁各等份。

共为末，水煎服四钱。

①冷劳：虚劳病之属虚寒者。

撮气散

治凉药伤肺，饮食不下，胸膈饱闷，吞酸气逆，久嗽不止。

白术、干姜各二两，黄芪（蜜水拌炒）、附子、川椒、杏仁各一两，甘草五钱。

共为粗末，水煎服四钱。初服冷热相搏，觉烦闷欲吐，少顷撮定，肺气自然下降矣。

白术　　干姜　　黄芪　　附子

川椒　　杏仁　　甘草

麦煎散

治幼年心络为暑所伤,每至暑时,即畏热困倦减食。

知母、乌梅肉、地骨皮、柴胡各二钱,大麦一撮①。

上锉片成一剂,水煎温服缓下。

注释

①撮:食指与拇指间能撮起的量。量词,中国市制容量单位,一升的千分之一。

知母　　乌梅肉　　地骨皮　　柴胡　　大麦

剪红丸

治远年近月,肠澼下血。

吴茱萸(去梗)、荆芥穗各二两,川乌一两。

上炒黄色,共为末,醋糊丸梧子大,每服五十丸,空心白汤下。

分气丸

治心腹痞闷疼痛，两胁气胀，痰涎上攻，咽嗌不利，能行气[1]，化酒食。

黑丑（半生半熟取头末）四两，青皮（炒）、陈皮（炒）、干姜（炮）、肉桂各一两。

共为末，水法梧子大。每服三十丸，空心姜汤下。

[1]行气：即调理气机，使机体停滞的气机运行起来，让气滞通畅，又称利气，通气。

镇心汤

治心气不足，为风邪鬼气所乘，狂言多悲，梦中惊跳。

人参、茯苓、石菖蒲（桑叶水拌炒）、远志、木香、丁香各一钱，甘草、干姜各五钱，大枣三枚。

水煎空心服。

远志丸

治心气不足，多悲，健忘[1]，精神皆默，手颤脚摇，多睡。

远志、人参、石菖蒲、茯苓。

为末，蜜丸梧子大。每服三十丸，酒枣汤任下。

注释

①健忘：指健忘症。

定痛丸

治奔豚上攻，心腹腰背皆痛，或疝气连睾丸痛。

木香、马蔺草（醋炒）、茴香、川楝子（炒）各一两。

共为末，每服四钱，滚酒下，连进二服，其痛即止。

木香　　　　马蔺草　　　　茴香　　　　川楝子

阿胶散

治肺虚咳嗽咯血。

牙香（炒）三两，阿胶（蛤粉炒成珠）一两。

为末，每服三钱，姜汤下，日三次。

定风散

治破伤风及洗头、牙槽等风,牙关紧急,项背强直,角弓反张[①]。若一二日者,服此可治,五七日者难治,须急灸脐下三百壮。

川乌(炮)、防风各二两,雄黄一两。

共为末,每服四钱,水煎,和渣服,日三次,出汗愈。

①角弓反张:指项背高度强直,使身体仰曲如弓状的病症。

安虫散

治虫攻心痛,吐清水。如蛔虫,发则腹胀,寸白虫则心痛,并治之。

干漆(炒至烟尽)五钱,鹤虱(炒净)、雷丸(切炒)各一两。

共为末,每服二钱,小儿一钱,米汤下。

干漆　　　鹤虱　　　雷丸

槟榔丸

治小便淋涩不通及血淋①、石淋。

槟榔、芍药、苦楝子（炒）、马蔺花各一两。

共为末。每服四钱，酒煎热服。

注释

①血淋：血淋系"六淋"之一，属淋证范畴，以尿血或尿中夹血为主要症候者。

槟榔　　芍药　　苦楝子　　马蔺花

换骨散

治癞风①，面上黑肿，肌肉顽麻，手足疼痛，遍身生疮。先灸五脏俞穴②，后服此药。

乌蛇（去头尾酒煮取肉）、白花蛇（同上制法）、石菖蒲、荆芥穗、蔓荆子、天麻（酒炒）、胡首乌（小黑豆拌，蒸，晒）、白杨树皮（炒）各二两，甘草（炒）、地骨皮（酒炒）、枳壳（麸炒）、杜仲（盐水炒）、当归（酒炒）、川芎（酒炒）、牛膝（盐水炒）各一两。

共为末，每服二钱，酒下。

①癞风：即麻风病。

②五脏俞穴：经外奇穴名，是由膀胱经肺俞、心俞、肝俞、脾俞、肾俞5个经穴组成。

治疠风浑身顽麻，或如针刺遍身疼痛，手足瘫痪。

紫背浮萍（七月半采）一斤，黑芝麻（炒）四两，薄荷（苏州者佳）二两，牛蒡子（炒）、甘草（炒）各一两。

共为末。每服三钱，茶酒任下，日三服。

| 紫背浮萍 | 黑芝麻 | 薄荷 | 牛蒡子 | 甘草 |

治气瘿多服取效，血瘿不治。

全蝎（去头足）三十枚，猪羊靥（即膝眼骨炙枯）各三十枚，枯矾五钱。

共为末，蜜丸梧子大。每服五十丸，饴米糖拌吞或茶任下。

补宫丸

治女人子宫久冷，经事不调致小腹连腰痛，面黄肌瘦，四肢无力，减食发热，夜多盗汗，下赤白带①，久服且能多子。

当归（酒炒）、熟地（姜汁炒）、肉苁蓉（酒洗去膜）、菟丝子（淘净酒煮，捣成饼，焙干）、牛膝（酒洗）各二两，肉桂、沉香、荜茇（去蒂炒）、吴茱萸（去梗）、肉果各一两，真血竭、艾叶各五钱。

共为末，醋糊丸梧子大。每服五十丸，或酒，或白汤任下。

注释

①赤白带：指妇女带下，其色赤白相杂、味臭者。

当归	熟地	肉苁蓉	菟丝子
牛膝	肉桂	沉香	荜茇
吴茱萸	肉果	真血竭	艾叶

胶艾汤

治妇人冲任虚损，月水不调，子宫久冷，腰腹疼痛，赤白带下，或恶露不止①。此药能通经络，活死血，生新血。

阿胶（蛤粉炒成珠）、艾叶、当归、白芍、川芎、熟地各二两，甘草、干姜各五钱。

共为末，每服四钱，水煎和渣热服，戒怒气一月。

①恶露不止：产后恶露持续3周以上，仍淋漓不尽者，称为恶露不止，又称恶露不尽、恶露不绝。

阿胶　　艾叶　　当归　　白芍

川芎　　熟地　　甘草　　干姜

地血散

治妇人心血间有热，饮食不减，起居如常，但发烦热。

茜草、当归、白芍、乌梅、柴胡、知母各一钱。

每剂加姜三片，水煎温服。

大青膏

治小儿吐泻后成慢惊，脾虚发搐，或斑疹后发搐。

乌蛇（去头尾，酒浸炙）、全蝎十枚（去头足）、蜈蚣五条（去头足，炙），钟乳粉（要真者火煅研极细末，水飞净）、青黛、丁香、木香、川附子（制）各五钱，白附子（面包煨熟）一两。

共为末，蜜丸龙眼大。每服一丸，滚水下，连进二服立瘥。甚者灸中脘五十壮。

碧霞散

治痰涎壅盛卒仆[1]，或发惊搐，一切急症，服此吐痰。

猪牙皂角（炙去皮弦）、铜青（另研）、大黄（生用）、金线重楼（即金线钓虾蟆，制法见"附：金钱重楼治证"）各五钱。

上为末。每服一钱，小儿三五分，白汤灌下。牙关紧者，鼻中灌下，吐痰立愈。

注释

[1]卒仆（cù pū）：卒通猝，突然跌倒。

万灵膏

治小儿疳瘦腹胀，水泻多消。

香附一两，青皮、川黄连、肉桂、巴豆（去油）、砂仁、肉果各五钱。

上为末，醋糊丸黍米大。每用三五七丸温水下。

育婴丹

治小儿面黄肚大，青筋作泻及五疳[1]诸积，健脾进食。

上好白蜡（入铫顿化，倾入碗内七次）一两二钱，朱砂（飞净，心疳用之）、赤石脂（火煅，脾疳用之）、青黛（肝疳用之）、寒水石（用泥罐上下盖定火煅，肺疳用之）、牡蛎（火煅，肾疳用之）各一钱。

先将白蜡研碎，后加各经引药，共研细末，分作十帖。每用鸡蛋一枚，开一小孔，去黄留清，入药一帖，搅匀，纸封口，或蒸，或用火煨，任意食之，酒饭无忌。

注释

①五疳：即心疳、肝疳、脾疳、肺疳、肾疳。肝疳又名筋疳，证见头发竖立，面目爪甲色青，两目多泪，隐涩难睁，甚则白膜遮睛，摇头揉目；心疳又名惊疳，证见惊悸不安，浑身壮热，颊赤唇红，口舌生疮，咬牙寻舌，盗汗烦渴等症；脾疳又名肥疳，证见面黄肌瘦，时发潮热，困倦嗜卧，心下痞硬，乳食懒进，嗜食泥土，肝大坚硬，腹痛下蛔，头大颈细；肾疳又名骨疳，证见面色黧黑，耳焦脑热，齿龈出血，足冷如冰，肌骨消瘦；肺疳又名气疳，证见皮肤干燥，毛发焦枯，面色㿠白，咳嗽气喘，憎寒发热，咽喉不利，口鼻生疮，长流清涕。

白蜡　　朱砂　　赤石脂

青黛　　寒水石　　牡蛎

抑青饼

治小儿惊风，清膈化痰，降热火。

防风、薄荷、桔梗（炒）各一两，甘草（炙）、青黛（净）各五钱，冰片四分。

共为末，蜜丸芡实大，或捏作饼姜汤下。

防风　薄荷　桔梗　甘草　青黛

朱砂丸

治小儿膈热消痰。

半夏（制）、辰砂各五钱，杏仁（去皮）三十粒。

共为末，蒸饼丸梧子大。每服十丸，或五七丸，食后薄荷汤下。

半夏　辰砂　杏仁

醒脾丸

治久疟不瘥。

川乌（姜汁浸去黑皮，切片）五两，大蒜（煨去皮）三两。

共为末，醋糊丸梧子大。每服二十丸，米饮下，小儿量减。

夺命丹

治中风左瘫右痪①半身不遂，口眼㖞斜，言语謇涩②。

川乌（酒煮）、苍术（米泔浸）各四两。

共为末，酒糊丸梧子大，空心服十五丸，忌见风，暖盖出汗。

川乌

苍术

注释

①左瘫右痪：半身不遂之证，在左侧者称左瘫，发于右侧肢体者称右痪，属于中风的范畴。

②謇涩：文字生硬，言语迟钝。

治汗斑①及紫白癜风②。

附子、硫黄各五钱。

共为末，姜汁调，以茄蒂蘸擦三四次全愈。

附子　　　　硫黄

①汗斑：即花斑糠疹，旧称花斑癣，俗称汗斑，是由马拉色菌感染表皮角质层引起的一种浅表真菌病。

②紫白癜风：又名汗斑。以初起呈斑点状，久而变大融合成片，显紫色或灰白色，边缘较清楚，可脱细屑，冬轻夏重为特征。

治腿肚血风臁疮①，小儿蝼蛄疖，或耳底出脓，瘰疬痔漏。

川乌五两捣为末。凡一切疮毒，以麻油调涂，湿者干糁，耳中出水吹入，牛马六畜疮皆可治，人家合酱入此末五钱，不生虫蛆。

①臁疮：发生于小腿下1/3胫骨脊两旁（臁部）肌肤之间的慢性溃疡。

神治诸般风气灵膏

红砒①一斤入罐化汁，用金头蜈蚣、全蝎末投砒内，以砒不起烟为度。又以砒用槐角子一斗煮三昼夜，水干为度，上以土筑实，封固，火煅锅通红，死砒脆白化成汁。用砒一两，配前金液硫一两，共研为末，摊于膏药贴患处。

注释

①红砒：为氧化物类矿物砷华的矿石，又称红信、红矾、红砒石等。外用蚀疮杀虫，内服劫痰截疟。

汗斑神效方

黑芝麻一撮，碱汁半杯。

将芝麻研细入碱汁，煎数沸，搽之即愈。

附：金线重楼治证

金线重楼俗名金线钓虾蟆，采得去外黑粗皮，用石头打碎，勿见铁器。晒干为末，小罐收贮。凡一切要吐痰涎之证，用代瓜蒂最妙。

一治风痰结胸[①]，用一钱，阴阳水[②]和服，吐去痰即愈。

一治伤食成疟疾者，用一钱，临发，空心水和服，一吐即愈。

一治禁口痢疾[③]，凉水和服一钱，吐痰即愈。

注释

①结胸：因邪气内结，胸腹胀满疼痛，手不可近之证。

②阴阳水：一半凉水加一半的沸水，可用于术法或者中医的药引子。古方中需取天上未沾地的雨水，和从未见天日的井水地下水。

③禁口痢疾：指患痢疾而见饮食不进，食入即吐，或呕不能食者。常见于疫痢、湿热痢重症。

附：服金液丹各证引药

❖ 虚劳白汤下，或姜汤下。

❖ 骨蒸潮热地骨皮汤或炒胡黄连五分煎汤，或丹皮汤下。

❖ 吐血茅根汤或藕节汤下。

❖ 消渴乌梅汤或石膏汤下。

❖ 肺胀真苏子汤下。

❖ 中满陈皮汤或木香汤或芥菜汤下。

❖ 水肿车前子汤或木通汤下。

❖ 休息痢白者，用臭椿根皮汤下，红者用鸡冠花汤下。

❖ 脾泄车前子炒焦煎汤下。

- ❖ 注下木通汤下。
- ❖ 大便闭芒硝煎汤下。
- ❖ 小便闭木通汤下。
- ❖ 尿血山栀木通汤下，或灯心竹叶汤下。
- ❖ 霍乱藿香汤下。
- ❖ 吐泻生姜灯心汤下。
- ❖ 尸厥姜汤下。
- ❖ 气厥真苏子汤下。
- ❖ 阴证附子汤下。
- ❖ 阴毒黄芪汤或附子汤下。
- ❖ 目中内障木贼菊花汤下。
- ❖ 心下作痞，枳实桔梗汤下。
- ❖ 心胃痛延胡索汤或酒下。
- ❖ 胃寒米谷不化，干姜麦芽汤下，两胁急痛青皮汤下。
- ❖ 肚腹痛甘草白芍汤下。
- ❖ 脐腹痛麦芽汤下。
- ❖ 小腹痛小茴香汤下。
- ❖ 膀胱疝气小茴橘核汤下。
- ❖ 女人子宫虚冷姜汤下。
- ❖ 赤带地榆汤下。
- ❖ 白带樗白皮汤或白果（炒煅）煎酒下。
- ❖ 小儿急惊风金银花汤下。
- ❖ 慢惊风人参汤下。
- ❖ 一切疑难之证俱用姜汤下。

昔人称金液丹有起死回生之功，真是救危神剂，然亦有戒人服饵者。如苏颂之《本草图经》，寇宗奭之《本草衍义》，一言其为效虽捷，为患亦速；一言其人但知用之为福，而不知为祸。盖亦有所鉴而云，世人于此疑而不敢服者多矣。然余常见二人，年少时，皆荒耽于色，至五十外皆患虚损，服参附渺若不知，有劝饵硫黄者，二人皆服皆有效。一人不能节欲，阅五六年竟以气脱而殒；一人能止欲，至八十余始卒，此目所亲击者也。夫药以治疾，有是疾必得是药而后愈。许叔微所谓"形有寒邪，虽婴孩亦可服金液；脏有热毒，虽羸老亦可服大黄"。至哉！通变之说，理不妄也。但中病则已，久服或致偏胜之患。凡药皆如是，岂特金液丹哉！其或服之终身，反致寿考，此其禀受特异余人，非可概论。若夫元气未衰，阴精先耗，此药实非所宜。更或渔色之徒，朝餐夕饵，不以此为治疾之良剂，而以此为逞欲之单方，自戕①其生，而不之惧，卒乃归咎于金液丹之不可饵。然则鉴人之伤食而并议稻麻菽麦之不宜餐，鉴人之伤饮而并疑酒浆茗汁不可啜，岂理也哉？因忆书册中所载服硫黄而受益者采摘数条附录于后以示来者。

《夷坚志》云：唐与正知医，遇人有奇疾，多以意治之。从舅吴巡检②病不得前溲，卧则微通，立则涓滴不下，医人遍用通利小肠诸药，穷技巧勿验。其侄孙来问吴：常日服何药？曰：常服黑锡丹。问：何人结砂？曰：自为之。唐洒然③悟曰：此䚡④结砂时，铅不死，硫黄飞去，铅砂入积膀胱，膀胱卧则偏重，故犹可溲，立则正塞水道，以故不能通。乃取金液丹三百粒分为十服，煎瞿麦汤下之，膀胱所积之铅得硫黄皆化成灰，自水道下，犹累累如细砂，病遂愈。

《类编》云：仁和县一吏早衰，病瘠齿落，从货药道人得一方：碾生硫黄为细末，入猪脏中，水煮脏烂，入蒸饼丸如梧子大，随意服之。两月后饮啖倍常，步履轻捷，年逾九十，略无老态，执役如初。因从邑宰⑤入村，醉食牛血，遂洞下数十行，所泄如金水，顿觉尫悴⑥，少日而死。李巨源得其事于临安入宫医官管范，尝与王枢使言之，王曰：尝闻猪肪脂能制硫黄，兹用猪脏尤为得理。枢使亦合服之，久亦见效。

《本草通玄》云：壬子秋余应试，北雍有孝廉张抱赤，久荒于色，腹满如斗，以参汤吞金匮丸，小便差利，满亦差减。阅旬日⑦而满腹如故，肢体厥逆，仍投前药，竟无禅也。举家哀乱，惟治终事。抱赤泣告曰：若可救我，当终身父事之。余曰：能饵金液丹数十粒，虽不敢谓万全，或有生理。抱赤连服百粒，小便遄⑧行，满消食进，更以补中、八味并用，遂获痊安。故夫药中肯綮，如鼓应桴⑨。世之病是证而不得援者众矣。有如抱赤之倾信者几人哉！且硫非治满之剂，特以元阳将绝，参附无功，藉其纯阳之精，令阴寒之滞，见晛⑩冰消尔。

①戕（qiāng）：自杀，自己伤残自己。

②巡检：古代官名。官署名巡检司，官名巡检使，省称巡检。

③洒然：吃惊的样子。

④繇（yóu）：古同"由"，由于。

⑤宰：古代官名。

⑥尪悴（wāng cuì）：瘦弱憔悴。

⑦旬日：十天。旬，一月份分为上、中、下三旬。

⑧遄（chuán）：快，疾速。

⑨桴（fú）：击鼓的槌。

⑩晛（xiàn）：日气，日光。